ÉTUDES

DE

MÉDECINE GÉNÉRALE

SECONDE PARTIE

DE LA DOCTRINE DE L'UNITÉ DE L'HOMME
DANS SES RAPPORTS AVEC LES SCIENCES MÉDICALES

COURS DE MÉDECINE GÉNÉRALE

FAIT A L'HOPITAL BEAUJON DU 12 MAI AU 25 JUIN 1858

PAR

J.-P. TESSIER

NOTES recueillies et rédigées par M. GONARD, externe du service

PARIS
CHEZ J.-B. BAILLIÈRE ET FILS
LIBRAIRES DE L'ACADÉMIE IMPÉRIALE DE MÉDECINE
RUE HAUTEFEUILLE, 19

1864

ÉTUDES

DE

MÉDECINE GÉNÉRALE

PARIS. — IMPRIMERIE POUPART-DAVYL ET Ce
30, rue du Bac, 30

ÉTUDES

DE

MÉDECINE GÉNÉRALE

SECONDE PARTIE

DE LA DOCTRINE DE L'UNITÉ DE L'HOMME
DANS SES RAPPORTS AVEC LES SCIENCES MÉDICALES

COURS DE MÉDECINE GÉNÉRALE

FAIT A L'HOPITAL BEAUJON DU 12 MAI AU 25 JUIN 1858

PAR

J.-P. TESSIER

MÉDECIN DE L'HÔPITAL BEAUJON

NOTES recueillies et rédigées par M. GONARD, externe du service

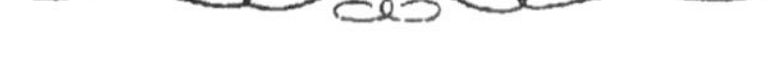

PARIS

CHEZ J.-B. BAILLIÈRE ET FILS

LIBRAIRES DE L'ACADÉMIE IMPÉRIALE DE MÉDECINE

RUE HAUTEFEUILLE, 19

1861

PRÉFACE

Nous intervertissons l'ordre de publication de nos Études de médecine générale (1). Il nous semble qu'on saisira d'autant mieux les erreurs du faux vitalisme, que l'on connaîtra mieux la vérité. En outre, nous tenions à remercier M. Gonard, qui a bien voulu recueillir ces notes et les rédiger.

J.-P. T.

(1) La mort prématurée de l'auteur a interrompu le cours de ces *Etudes*. C'est même, on peut le dire, au pressentiment de sa fin prochaine qu'on doit la publication telle quelle de ces notes, qu'il n'a pu même relire entièrement. Il n'y a là que le premier jet, recueilli au passage, d'une grande pensée d'ensemble, mûrie depuis longtemps. Ce rapide travail devait donc être repris, étendu, complété; il devait enfin précéder la réfutation du *double dynamisme* de l'école de Montpellier.

COURS DE MÉDECINE GÉNÉRALE

PREMIÈRE LEÇON

(12 MAI 1858)

OU EN EST LA MÉDECINE?

Nous ne surprendrons personne en signalant le vide, le malaise dans lequel s'agitent la science et la profession médicales. C'est de cet état de malaise, expression instinctive d'une déchéance profonde, que nous nous proposons de déterminer la cause et de formuler le remède.

A une époque peu éloignée de nous, une révolution étrange, inouïe dans les annales de la science, s'est produite en médecine. On vit cette science, renonçant brusquement à tout son passé, à ses gloires, à ses traditions, se lancer à tous les hasards de l'inconnu, dans une voie nouvelle, dans ce qu'elle appelait la voie du progrès, et donner à ses essais le nom, qui leur est resté, de *médecine moderne*.

Un mouvement analogue se produisit simultanément dans les autres sciences. Chacune d'elles croyait avoir atteint une ère nouvelle, ère de rajeunissement, de perfection indéfinie. Mais nulle part on ne tenta une révolution aussi radicale qu'en médecine. Il fut déclaré officiellement que la médecine n'existait pas, qu'il fallait la refaire à nouveau ; et les médecins souscrivirent complaisamment à cet arrêt, et ils se mirent à l'œuvre pour réédifier sur un plan nouveau la science anéantie. L'Institut, conséquent avec cette déclaration de nullité, exclut de son sein les médecins, tandis qu'il accordait une place d'honneur aux sciences qui jusque-là n'avaient été que les humbles auxiliaires de la science détrônée. Depuis lors nul médecin ne fut admis dans l'illustre société qu'après avoir revêtu la livrée du naturaliste, du physicien ou du chimiste.

Quelle fut la raison d'être de cette révolution? Quelle idée nouvelle et supérieure commandait aux médecins ce mépris de la tradition, cette répudiation de tout leur passé?

La médecine moderne voudrait-elle se recommander de la réforme de Bacon et arborer le drapeau de l'observation? Nous savons qu'il est niaisement de mode de professer que le *Novum Organum* a révélé à l'humanité la méthode d'observation. Mais, pour ce qui regarde la médecine en particulier, il est historiquement ridicule de prétendre qu'elle ait attendu, pour observer, la venue du XVIIe siècle.

Est-ce que la méthode dite physiologique, c'est-à-dire l'interprétation de la maladie en lésions des propriétés vitales, serait cette vérité nouvelle que nous demandons? Mais Hippocrate avait devancé sous ce rapport la médecine moderne.

S'agit-il de la méthode anatomique, qui classe et distribue les maladies par organes? Galien en revendique la paternité.

Enfin, est-ce que l'anatomie pathologique, qui fait la vraie gloire de la médecine moderne, était née de la veille? Est-ce que, trop à l'étroit dans les langes de la médecine traditionnelle, elle légitimait un schisme aussi complet? Nous verrons qu'elle existait déjà du temps de Galien et quelle place elle a droit d'occuper dans les cadres scientifiques.

N'y avait-il donc rien de légitime dans la réaction contre la médecine ancienne? Ce désir d'innovation, qui produisit la révolution dont nous parlons, ne traduisait-il pas un besoin sérieux de réforme?

Sans doute une réaction était légitime; mais il lui fallait

une direction. Sans doute la médecine ancienne était insuffisante pour la science moderne. Mais quelle conclusion tirer de là? Non pas que tout dût être jeté bas pour reconstruire à nouveaux frais; mais qu'il fallait recueillir précieusement les vérités traditionnelles, pour les fondre dans un corps de doctrine, avec les découvertes récentes.

Il est surabondamment démontré que la médecine qui s'est intitulée médecine moderne ne satisfait pas à ce besoin de réforme. Ce n'est pas en invoquant la méthode de Bacon, ce n'est pas en empruntant à l'antiquité quelques hypothèses vieillies, quelques oripeaux fanés, méthode physiologique, méthode anatomique, humorisme, solidisme, dynamisme; ce n'est pas même en assignant pour base à la médecine la base galénique de l'anatomie pathologique, qu'on peut avoir la prétention de régénérer la science et d'en coordonner les diverses parties dans une synthèse satisfaisante.

On se demande à quoi tient l'insuccès, l'impuissance des réformateurs de la médecine. Deux raisons se présentent tout d'abord. La première, c'est qu'il manque à l'œuvre une direction, c'est-à-dire une vérité supérieure à la tradition propre à diriger la transformation de la science. En outre, il semble que les parrains des doctrines nouvelles ignoraient la médecine ou son histoire, puisqu'ils n'ont su que répéter des hypothèses depuis longtemps au rebut.

Pinel, arrivé le premier sur ce terrain neuf, que l'observation était appelée à défricher, commence par établir ce qu'il appelle le grand principe de la localisation des maladies. Hypothèse dès le début et hypothèse aussi vieille que Galien. Plus tard, oubliant ce grand principe, le réformateur nous parle des maladies essentielles. Plus loin encore, nous voyons apparaître, toujours sous la même autorité, la force médicatrice de la nature. Radotage et contradiction.

Bichat considère les maladies comme des altérations diverses des propriétés vitales. Mais que sont ces propriétés vitales? Des propriétés de tissus. Nous retombons dans le galénisme.

Vient Broussais avec sa fameuse doctrine de l'irritation, de la force en plus ou en moins, de l'hypersthénie et de l'hyposthénie : répétition pure et simple du *strictum* et du *laxum* des Grecs.

Les noms seuls du solidisme, de l'humorisme, du dynamisme, rappellent la division de Galien, qui comprend toutes ces hypothèses : altérations des solides, des liquides, des forces.

Citer le spécificisme de nos jours, c'est rappeler une origine trop récente pour qu'elle eût dû être oubliée. Paracelse, Van Helmont, Campanella, peuvent réclamer la priorité.

Il ne reste pas même à la médecine moderne la consolation qu'une de ces vieilleries, appelées à dominer la science, soit une vérité.

On le voit, le simple bilan historique de la médecine moderne établit nettement qu'elle n'a point satisfait à ce besoin de réforme qui servit de prétexte au mouvement révolutionnaire.

Voyons donc ce qu'un sage éclectisme pouvait et devait emprunter à la médecine ancienne, et quel correctif il fallait apporter à l'enseignement traditionnel.

Hippocrate n'a pas créé la science, et ce n'est pas à titre de créateur qu'il est appelé le Père de la médecine. Mais il a imprimé à notre science sa direction et son caractère propre, en la sauvegardant du cachet d'exclusivisme que tendaient à lui imposer les deux méthodes philosophiques de son temps, l'empirisme et le dogmatisme.

Il était loin de renoncer à l'expérience, à ce qu'on appellerait de nos jours l'observation : sa visite à Démocrite nous apprend tout le cas qu'il en fait. Mais il s'arrête sagement devant les conclusions que les empiriques se permettaient par voie d'analogie, en leur répondant par l'adage : *Experientia fallax.*

De même, en présence des dogmatiques, il constate combien leurs doctrines sont impuissantes à embrasser tout l'ensemble des faits médicaux, mais en reconnaissant la nécessité de l'harmonie qui doit régner entre la médecine et la philosophie dogmatique, ainsi que l'attestent ces paroles célèbres : *Medicus philosophus est homo fere divinus.*

Nous aurons à revenir sur cette admirable direction imprimée par Hippocrate à la médecine, tout en tenant compte des quelques erreurs que ce patriarche de la science nous a léguées.

Mais si nous voulons trouver dans l'antiquité une organisation complète de la science médicale, la systématisation de ses différentes branches et la constitution de chacune d'elles, il nous faut aller à Galien. Galien est le trésor commun auquel ont puisé les novateurs modernes : c'est avec quelques lambeaux de Galien que s'est faite la fortune éphémère des doctrines nouvelles.

Le début de l'œuvre de Galien accuse une haute intelligence scientifique ; Galien part de la nature de l'homme. Pour apprécier l'opportunité, la richesse, la nécessité de ce point de départ, il suffirait de se rappeler ce principe du sens commun, que tout être agit et pâtit suivant sa nature. Malheureusement le riche programme que semblait annoncer ce début est rempli par un roman.

La définition que Galien peut donner de l'homme est fausse. Nous y reviendrons plus tard..

Une source d'embarras bien autrement sentie se trouve dans la distribution que fait Galien des affections contre nature. Elles sont ainsi classées : 1° maladies (nosographie) ; 2° causes (étiologie) ; 3° symptômes (séméiotique).

En présence de cette classification, qui s'est imposée à la tradition tout entière, que devenait l'anatomie pathologique? Cette branche importante de la médecine avait certes des droits incontestables à une place dans le cadre des sciences médicales ; et les médecins modernes, qui en avaient fait leur étude de prédilection, devaient réclamer pour elle un rang digne des travaux qu'elle avait provoqués.

Aussi, placés entre la classification de Galien, que nul n'eût osé réformer, et l'anatomie pathologique, les uns, avec Morgagni (*De sedibus et causis morborum per anatomen indagatis*), considérèrent les lésions comme causes des maladies ; les autres en firent les maladies elles-mêmes ; d'autres enfin, mécontents de ces compromis et de cette confusion, se montrèrent décidés à répudier la médecine entière plutôt que de sacrifier l'anatomie pathologique.

Plus hardi qu'on ne le fut à l'endroit de Galien, nous n'hésitons pas à affirmer, non plus trois ordres d'affections contre nature, mais les quatre ordres suivants : maladies, nosographie ; causes, étiologie ; lésions, anatomie pathologique ; symptômes, séméiotique.

Et voilà que déjà ce simple correctif dans le cadre des sciences médicales, correctif que nous aurons à justifier, assigne à chacune des branches de la médecine leur place légitime, et satisfait par conséquent à ce besoin d'harmonie qui tourmentait la science moderne.

DEUXIÈME LEÇON

(14 MAI)

L'APOSTASIE EN MÉDECINE

Nous avons parlé de déchéance pour la médecine. Il serait superflu d'énumérer les signes d'un état dont tous les médecins ont si tristement la conscience. Qu'il suffise de rappeler le mépris hautain avec lequel les autres sciences gourmandaient l'impuissance de la médecine, et l'humble résignation avec laquelle la médecine elle-même invoqua le secours des sciences qu'elle dominait autrefois. Quel encens les médecins n'ont-ils pas brûlé en l'honneur des sciences qui trônent à l'Institut ! Et n'a-t-on pas consacré l'humiliante formule que la médecine attend le mouvement et la vie des progrès de la physique et de la chimie?

Rapprochons de cette dégradation navrante l'inspiration de laquelle naquit le mouvement révolutionnaire auquel nous devons ce triste résultat. Ce rapprochement n'est pas seulement curieux, il est d'une importance capitale dans l'intérêt de la vérité historique et de l'avenir de la science médicale.

La médecine traditionnelle, nous l'avons vu, incomplète, insuffisante, appelait une réforme. Mais corriger, compléter, n'était pas détruire. Aussi l'inspiration des novateurs ne fut-elle pas dans ce besoin de réforme, qui tout au plus servit de prétexte à l'insurrection. Il faut chercher en dehors de la science.

Les écoles médicales antiques posaient en principe l'alliance de la religion et de la science. L'école de Paris en particulier vit plus d'une fois sa fidélité à l'Église honorablement proclamée et récompensée : c'était là un précédent qui devait la désigner aux colères de la philosophie du XVIIIe siècle. Or partout ceux qui ont tenté et accompli la révolution médicale étaient des hommes qui avaient commencé par rompre avec la vérité religieuse avant de renoncer à la tradition scientifique : partout les novateurs furent des apostats. Apostats, c'est-à-dire, méconnaissant à la fois la vérité et la haïssant ! Barthez et Cabanis, promoteurs de la réforme, apostats ! Fourcroy, le ministre qui organisa la science officielle, apostat! Pinel, proclamé par l'Institut l'inaugurateur de la médecine moderne, apostat !

Dans leurs programmes, dans leurs décrets, dans leurs préfaces, une seule pensée les préoccupe : prémunir les médecins contre la vérité religieuse, la flétrir des noms d'ignorance et de superstition. Notre génération médicale n'a pas menti à son origine. Fidèle à l'esprit de ses pères, elle trahit manifestement ses tendances extra-scientifiques par la complaisance avec laquelle elle accueille toute doctrine revêtue de l'estampille de l'incrédulité, par la défaveur et la prohibition qui attendent toute doctrine soupçonnée d'affinité avec des dogmes supérieurs. Le mot d'ordre légué par les initiateurs a été fidèlement transmis ; la France s'est trouvée dotée de médecins incrédules.

Que sont devenus, sous cette inspiration, la science, l'art et la profession médicale?

Reconnaissons avec quelle justice la science moderne se glorifie d'être une science d'anatomie pathologique. Des richesses considérables ont été acquises dans cette branche de la médecine ; la constatation, l'analyse des lésions ont été poursuivies avec un zèle, une activité, qui a su provoquer ou exploiter une foule de moyens nouveaux empruntés aux sciences physiques.

Toutefois, ici même, il nous est permis de signaler que l'oubli dissimule l'origine véritable de l'anatomie pathologique, c'est-à-dire l'influence à laquelle elle dut de se développer. On sait ce qu'était la dissection chez les anciens. Le respect pour les morts, les dégoûts des médecins eux-mêmes laissaient dans la science une lacune considérable : l'anatomie normale et l'anatomie pathologique manquaient également. Il ne fallut rien moins que l'autorité de l'Église, faisant appel pour la science à la protection du pouvoir temporel, pour imposer la dissection des cadavres à des populations et à des médecins qui la méconnaissaient. Que de bulles, que de décrets pontificaux pour vaincre les préjugés de la société, la répugnance et l'indifférence des médecins! A Paris même, à une époque qui n'est pas très-éloignée de nous, le cardinal d'Estouteville, pour amener à cette besogne rebutante les professeurs de la Faculté qui s'abritaient derrière les priviléges de la cléricature, en venait à les dépouiller de ce titre de clercs. Cette mesure presque coercitive était prise en même temps qu'il accordait à la Faculté, en récompense des services rendus, le droit de porter la pourpre romaine, que la Faculté moderne a conservée dans ses insignes.

Mais, quel que soit le mérite de ces travaux anatomo-pathologiques, il ne suffit pas à la science : reste à constituer la médecine sur sa nouvelle base. Sous ce rapport, qu'a-t-il été fait, après que les novateurs eurent renié brusquement, orgueilleusement, la vérité religieuse? Qu'est devenue la médecine entre leurs mains?

Leur prétention de n'en appeler pour cette organisation qu'aux forces de l'homme les condamnait à chercher une base dans la philosophie naturelle. Que vit-on naître de ce point de départ? Des solutions philosophiques depuis longtemps usées se présentèrent seules pour accomplir la régénération promise. L'école de Montpellier reproduisit, sous l'enseigne de Descartes, le dualisme de Platon. Paris reprit, à la suite de Cabanis, le matérialisme de Démocrite et d'Épicure. Quelques sectes secondaires arborèrent d'autres lambeaux de l'antiquité : la méthode numérique des statisticiens relève directement de l'empirisme, le spécificisme de Manès. Que pouvait en effet la médecine, une fois sortie de la vérité guide, sinon retomber dans ce cercle d'erreurs où tourne la philosophie depuis des siècles, à la confusion de l'esprit humain?

L'observation avait été préconisée comme la seule méthode : cette loi si hautement proclamée fut-elle respectée? Que sont donc les innombrables théories de notre époque, sinon des hypothèses? De cette inconséquence il ne faudrait peut-être accuser que la faiblesse humaine. Mais vienne une doctrine nouvelle, faisant appel à l'observation pure pour établir ses conclusions : que dirons-nous des observateurs que gênent ces conclusions? que penserons-nous de leur foi en la méthode, lorsque nous les entendrons proclamer cet incroyable ordre du jour : « Il faut avoir le courage de ne pas observer? »

Tels sont les résultats de l'apostasie qui s'est accomplie en médecine.

Arbitraire dans les principes : pourquoi donc se rallierait-on à Descartes, à Cabanis, ou à tout autre? N'a-t-on pas proclamé l'ère de la liberté intellectuelle, de la fantaisie dans la science? Et chacun n'a-t-il pas le droit de créer la médecine à son tour? *Non serviam.* — Inconséquence dans la méthode : peut-on s'attendre qu'après avoir passé par le mépris des vérités supérieures un esprit s'assujettisse strictement à la loi que son caprice lui a tracée?

La science a perdu, on le voit, sa fixité, son assurance, sa dignité. Quant à l'art et à la profession médicale, il nous suffira de rappeler, comme effet de la même cause, la transformation de l'art médical en un métier qui a ses manuels et ses artisans, et l'absence forcée de toute hiérarchie qui livre la profession à tous les charlatans, à tous les forbans : triste condition qui soulève, de tous les points de l'horizon, les plaintes impuissantes du corps médical.

Nous sommes loin du temps où la médecine, placée à la

tête des sciences, honorée par l'Église qui la protégeait, respectée par l'État dont elle était indépendante, ne reconnaissait au-dessus d'elle que la science de Dieu.

Tout auprès de la médecine, comme pour nous montrer par le contraste la valeur des deux méthodes suivies, une science, restée en harmonie avec les vérités de la révélation, a marché depuis Aristote jusqu'à Cuvier, faisant des progrès sur toute la route, et domine aujourd'hui la médecine son aînée de toute la hauteur d'une méthode sûre et d'une vérité fondamentale. Aristote emprunte à la Genèse le dogme des espèces. Cette vérité féconde a suffi à assurer les progrès incessants de l'histoire naturelle. Les autres sciences physiques et naturelles, au milieu, à la suite de tous les écarts, sont forcées de reconnaître qu'un seul point de repère assure leur marche, l'harmonie avec Moïse. L'Institut proclame hautement cette nécessité par l'organe de M. Flourens. Cet aveu forcé de l'impuissance de la science en dehors de la révélation est précieux à enregistrer, non-seulement comme leçon pour la médecine, mais à titre d'inconséquence vis-à-vis de l'esprit incroyant qui souffle encore dans toutes les sciences. Si la vérité religieuse est d'une telle importance, pourquoi s'applaudir tellement de la négation de Descartes, en face de la scolastique ?

Ici nous retrouvons l'inspiration de l'apostasie, qui ne redoute rien tant que de se retrouver face à face avec le dogme chrétien qu'elle a trahi.

TROISIÈME LEÇON

(17 MAI)

UNITÉ SUBSTANTIELLE DE L'HOMME, BASE DE LA MÉDECINE.

L'impuissance de la philosophie platonicienne à fournir une base solide à la médecine est historiquement démontrée.

On a prétendu qu'Hippocrate avait cependant assis la médecine sur cette base philosophique que nous trouvons chancelante. C'est amoindrir singulièrement les porportions de ce beau génie que d'en faire le disciple d'une école philosophique. Une simple observation chronologique suffirait peut-être à résoudre cette objection : il est difficile qu'Hippocrate, antérieur à Platon, ait pu relever des enseignements de l'école platonicienne. Mais examinons ses œuvres, témoins irrécusables de la pensée de leur auteur.

Quelle fut l'attitude d'Hippocrate placé entre les empiriques et les dogmatistes ?

Les empiriques n'acceptaient en médecine que l'expérience, et leur manière de conclure au traitement était bien simple : « Si un médicament a réussi dans un cas donné de maladie, il suffit de l'appliquer dans le cas analogue. » Nous savons que la sagesse d'Hippocrate est loin de repousser l'expérience : quand il a vu Démocrite entouré dans sa solitude de minéraux, de plantes et d'ossements choisis, collectionnés et classés avec soin, il proclame hautement la valeur de l'observateur incompris pour lequel les Abdéritains ignorants réclamaient de l'ellébore. Mais aux conclusions des empiriques par voie d'analogie, quand l'observation ne nous présente jamais dans les cas individuels de similitude parfaite, il répond : *Experientia fallax.*

Les dogmatistes, après avoir posé en dogme philosophique la doctrine des quatre éléments, le chaud, le froid, le sec et l'humide, trouvaient logique de ne voir dans l'homme que la présence et l'action variable de ces quatre éléments. Sans doute, répond Hippocrate, les vérités générales ont leur application logique dans l'homme; mais les quatre éléments suffisent-ils à l'explication de l'homme? N'y a-t-il pas encore une foule de qualités, le doux, l'amer, l'âcre, le salé, qui ne peuvent trouver place dans cette synthèse? Le dogmatisme est incomplet.

De ces deux doctrines exclusives Hippocrate ne cesse d'appeler à la médecine antique, à la tradition. Et cette tradition est-elle autre chose que la science primitive de l'homme, que la théologie naturelle dont le souvenir s'était transmis plus ou moins complet, plus ou moins corrompu par l'alliage de l'erreur? A quelle autre source rapporter ces quelques paroles mystérieuses, prononcées comme principes suprêmes par Hippocrate, et répétées par les générations médicales avec un respect dont elles n'ont pas toujours compris la raison?

Est in morbis aliquid divinum. Principium artis medicæ ab æternis. Natura morborum medicatrix. Principes qu'Hippocrate place pieusement au frontispice de ses doctrines.

Hippocrate n'est d'aucune école. Il est éclectique ; non pas éclectique à la façon des syncrétistes, qui, sous prétexte de choisir, ont pris partout et ont tout confondu, mais éclectique qui, empruntant à tous les moyens de connaissance, les classe, dans l'appréciation de leurs données, d'après leur rang hiérarchique : expérience, raisonnement, tradition. C'est cette prudence instinctive du génie, cette fermeté de méthode, qui constitue l'esprit médical d'Hippocrate ; c'est à ce double titre qu'il a mérité et obtenu le nom glorieux de Père de la médecine et la place honorable qu'il occupe dans les souvenirs de l'histoire.

L'exemple d'Hippocrate mérite de n'être pas perdu pour

nous. Nous voyons le Père de la médecine se dégager instinctivement des entraves étroites de la philosophie pour se rattacher à la base puissante de la tradition. Est-il prudent aujourd'hui de reprendre les errements du naturalisme, alors que les lueurs indécises de la tradition ont fait place à la lumière éclatante du dogme chrétien ? Que nous ont donné les essais, les investigations tentées à l'époque moderne, en fermant de parti pris les yeux à cette clarté? Quelle est la vitalité des systèmes divers éclos sous l'inspiration philosophique? Combien de temps, pour ne parler que de nos jours, sont appelées à vivre les doctrines du siècle, irritation, humorisme, solidisme, médecine exacte, organopathie, miasmo-vitalisme ou spécificisme? Ces rejetons éphémères d'une même souche se succèdent en s'abâtardisant ; et en compte final il nous reste en médecine des opinions, pas de principes, c'est-à-dire la poussière de la science. Tel est même le scandale de ce spectacle d'impuissance et de versatilité, tel est le vertige qu'éprouvent les esprits au milieu de ce chaos d'opinions contradictoires, qu'au sein même de la Faculté, il a été permis à l'un de ces sophistes de proclamer, sans faire sourciller aucun de ses nombreux auditeurs, ce monstrueux paradoxe : « Si la médecine pouvait jamais avoir des principes fixes, absolus, comme la géométrie, de ce jour la médecine ne serait plus. » La même impunité accueillait le corollaire suivant : « Cette absence de principes est ce qui fait la supériorité et la gloire de l'école de Paris. »

Nous avons voulu montrer le véritable esprit d'Hippocrate pour le mettre au-dessus des attaques des novateurs, aussi bien que des hommages des sectes qui voudraient se réclamer de ce nom vénéré. Pour répondre à notre programme primitif, compléter et corriger la tradition médicale, il nous reste à faire l'analyse de l'alliage que présentent les doctrines du Père de la médecine.

Le point de départ pour la médecine, nous l'avons vu, est

de toute nécessité la connaissance de la nature de l'homme. Sous ce rapport, Hippocrate reproduit la pensée de l'antiquité grecque la plus reculée, la doctrine infuse dans la poésie d'Hésiode et d'Homère, avant d'être formulée dans l'exposition non moins poétique du divin Platon, le *dualisme.*

L'homme se compose d'une personne subtile, l'âme, appelée à gouverner un assemblage d'éléments grossiers, le corps. L'union de l'un et de l'autre est purement accidentelle et leur action isolée. A l'âme seule appartient la sphère des idées et des volitions ; à elle seule appartient le privilége de représenter l'homme après la mort sous le nom de mânes. Hippocrate, en héritant de cette tradition, en formule nettement le caractère dualiste par la distinction de l'homme en principes et en éléments, αρχαι et στοιχεια. L'âme fut chargée de régir le corps sans s'unir avec lui autrement que le nautonnier n'est uni à sa barque, que le cocher n'est uni à son attelage. « *Veluti nauta regit navigium , velut auriga currum.* » Cette âme, ainsi constituée à l'état de personne distincte, devait avoir une matière propre ; cette matière, pour Hippocrate, c'est le feu, auquel toute intelligence, toute science est accordée : « *Ego quidem scio ignem omnia generasse, omnia posse, omnia scire.* » C'est ce feu, « *chaleur intégrante,* » qui sera chargé de la coction des éléments grossiers par lesquels l'organisme répare ses pertes. Suivant que ces éléments sont dociles ou réfractaires à la coction, nous avons les termes entre lesquels se partagent la santé et la maladie.

Cette théorie dualiste de l'homme : l'âme fonctionnant seule et possédant des connaissances antérieures à son union avec le corps : l'âme possédant une matière distincte du corps ; la chaleur intégrante posée arbitrairement en principe, quand elle n'est qu'un effet, qu'un phénomène de la vie ; l'hypothèse enfin de la coction : tout cet ensemble constitue une pépinière d'erreurs et une source d'embarras inextricables pour les sectaires de l'hippocratisme.

Comment rectifier cette base hippocratique?

Si nous consultons le bon sens ou même le langage qui en est la traduction, nous obtenons déjà, sur le problème du mode d'association des deux éléments, âme et corps, qui composent l'être humain, une solution bien différente de la solution hippocratique. Le bon sens nous apprend à rapporter tous les phénomènes à l'unité, au composé tout entier. C'est l'homme qui pense, qui désire, qui veut, et non l'âme seule. C'est l'homme qui naît, vit et meurt; c'est lui, et non le corps, qui est sain ou malade. Partout et toujours nous trouvons l'homme, le moi; et jamais ce moi ne devient le synonyme de l'âme exlusivement, un principe fonctionnant indépendamment du corps, tel que nous le présente la philosophie de Platon et de Descartes.

A côté de cette donnée de sens commun, une formule scientifique, datant d'Aristote, a traversé vingt-quatre siècles, soumise à un contrôle incessant, sans que jamais un seul fait soit venu la démentir. Dans cette formule, l'homme n'est plus un être double, l'âme et le corps sont compris sous une unité rigoureuse dans laquelle l'une est matière et l'autre forme: l'homme est un composé vivant d'une âme et d'un corps substantiellement unis.

Entre cette doctrine du philosophe et les affirmations du bon sens, le trait d'union est établi par le corollaire suivant: « *Actiones et passiones sunt compositi.* »

Cette vérité fondamentale de l'unité substantielle de l'homme peut se démontrer directement. Mais, indispensable à l'interprétation des faits, elle n'est démentie par aucun d'eux. De plus, elle se trouve implicitement comprise dans nos affirmations les plus élémentaires, c'est-à-dire qu'elle présente le caractère de vérités axiomatiques qui se trouvent à la base de toute science.

Ajoutons enfin que l'Église a jugé cette question assez importante pour la trancher par une définition : « *Animâ et corpore ita absolvitur homo, ut anima, eaque rationalis, sit vera, per se, atque immediata corporis forma* (1). (PIUS papa IX.)

Avec cet imposant cortége de preuves et d'autorités, nous n'hésitons pas à proclamer, comme vérité fondamentale en anthropologie et en médecine, l'unité substantielle de l'homme, comme de tout être vivant.

QUATRIÈME LEÇON

(19 MAI)

PHYSIOLOGIE

Nous avons établi comme une nécessité logique la définition de l'homme à l'origine des sciences médicales, et nous avons formulé pour cette définition la doctrine de l'unité substantielle de l'homme. Voyons comment cette doctrine peut servir à constituer la médecine, et tout d'abord la première des sciences médicales, la physiologie.

En proclamant l'unité substantielle de l'homme, sous laquelle sont compris un corps, matière et support des phénomènes, et une âme, principe des phénomènes et forme du corps, nous n'avons fait qu'appliquer à l'histoire de l'homme un principe plus général, celui de l'unité substantielle de tous les êtres de la nature. Ce principe éclaire d'une lueur uniforme l'étude de la philosophie naturelle. Il nous montre dans tous les êtres organisés les mêmes éléments métaphysiques que dans l'homme ; une matière, support des phénomènes,

(1) Cette doctrine fut promulguée dans le concile général de Vienne en 1311, et dans le concile de Latran en 1815. Voici le premier texte promulgué par le pape Clément V : *Doctrinam seu propositionem temere asserentem, aut vertentem in dubium, quod substantia animæ rationalis, seu intellectivæ, vere ac per se humanis corporis non sit forma, ut erroneam et veritati catholicæ inimicam, prædicto approbante Concilio reprobamus.* Et plus bas : *Ut quisquis deinceps, asserere, defendere, aut tenere pertinaciter præsumpserit, quod animæ rationalis, non sit forma corporis humanis per se, et essentialiter, tanquam hereticus sit censendus.* (*Concil. Vienn. Can.* 2. *in Clementina unica*, § *de Summa Trinitate.*)

et un principe intérieur d'action, une forme, que nous appelons l'âme, douée d'une puissance variable.

Ainsi, dans la plante, le principe intérieur, l'âme, est chargée de veiller à l'accomplissement de tous les actes végétatifs, absorption, exhalation, foliation, reproduction, etc., d'après un type et dans une évolution déterminée.

Dans l'animal, ce n'est plus seulement la vie végétative qui se présente. Le principe d'action, l'âme, a de plus la faculté de percevoir des impressions et d'y répondre par des mouvements. L'âme dans la plante est simplement végétative ; elle est dans l'animal végétative et sensitive ; un degré de plus, et nous atteindrons l'homme.

Jusque dans les corps bruts, le principe de l'unité substantielle nous montre une matière et une forme. Les corps bruts sont ainsi constitués comme les végétaux et les animaux à l'état d'espèces distinctes et incommutables. Ici seulement le caractère spécifique a un mode de manifestation bien différent de celui des espèces animales et végétales ; ce n'est plus par une nature semblable dans des individus différents que s'exprime l'espèce, mais par une nature identique dans des quantités dissemblables. Ici nous trouvons des espèces simples (corps dits simples) et des espèces combinées (combinaisons). Telles sont les bases de la chimie.

En nous plaçant à ce point de vue, l'homme ne nous apparaît plus comme une exception dans la nature. Mais son histoire est en parfaite harmonie avec celle des autres êtres, assujettie qu'elle est à cette loi générale qui sert de but à toutes les sciences physiques naturelles.

Si maintenant nous considérons l'homme en particulier, l'unité substantielle de son être nous montre l'âme comme présidant à tous les phénomènes vitaux sans exception, de quelque ordre qu'ils puissent être, depuis les phénomènes les plus élémentaires de la nutrition jusqu'aux actes les plus élevés de l'intelligence. La physiologie issue de ce point de vue comprend donc l'homme tout entier, si nombreuses et si variées que soient ses facultés. Elle ne se laisse plus emprisonner dans les limites d'aucun système.

Elle n'est plus exposée, avec le matérialisme organiciste, à exclure les faits qui ne peuvent s'expliquer par les combinaisons de la matière et par une aggrégation d'organes. Elle ne supprime ni ne mutile les propriétés vitales qui se refusent à être interprétées par des propriétés de tissus. C'est ainsi que, distinguant radicalement la vie de l'organisation, l'homme du cadavre, elle peut comprendre les différences si profondes que présentent l'homme et le cadavre dans leur résistance aux agents extérieurs. Qu'un liquide corrosif, l'acide sulfurique, soit versé dans les voies digestives après la mort, il exercera son action délétère sans autre résistance que celle des tissus suivant les variétés de leur organisation. Que ce même liquide soit au contraire ingéré pendant la vie, aussitôt les contractions instinctives des premières voies, la sécrétion immédiate et exagérée de tous les follicules mucipares de la bouche, de l'œsophage, de l'estomac, tendant à diluer le poison et à annuler son action, nous révèlent la présence d'une faculté inconnue à l'organisme, d'une puissance particulière, la vie.

La physiologie échappe de même aux timidités du dualisme qui, scindant l'histoire de l'homme, remet à la philosophie, avec un humble désintéressement, l'étude du côté intellectuel et moral de l'homme.

Sous l'unité de l'homme rentrent la pensée, la volition, les passions, les vertus, les vices. Ainsi, en prenant possession de son domaine légitime, la physiologie embrasse toutes les facultés, toutes les fonctions qui leur correspondent et systématise tous ces faits sous le principe fécond de l'unité de l'homme (1).

(1) Néanmoins la psychologie, qui a trait aux phénomènes purement intellectuels restera toujours *distincte*, mais non *séparée* de la physiologie.

Non-seulement la science de l'homme se constitue, mais la place véritable qu'il doit occuper dans la série des êtres lui est assignée. L'homme contient dans son unité toutes les propriétés des corps bruts ; aussi, comme eux, il obéit aux lois de la physique et de la chimie. Comme les végétaux, comme les animaux, il possède les facultés végétatives, les facultés sensitives et de la locomotion ; il plane au-dessus d'eux par la vie intellectuelle. L'homme contient donc un abrégé de la nature. On a dit souvent qu'il était un petit monde, un microcosme : il serait plus vrai de l'appeler un macrocosme ; car l'homme résume la nature, mais en la dominant ; il contient la nature dans une partie de son être, il n'est pas contenu par elle. Qu'y a-t-il au-dessus de lui ? Un degré seulement : les esprits purs, doués d'intuition et de puissance sur les corps. Au delà nous touchons à la plénitude de l'être, à l'infini, à Dieu.

Cette hiérarchie dans les êtres constitue l'échelle du progrès. Elle se traduit parfaitement par ce principe de la philosophie traditionnelle : « *Quæ dispersa sunt in inferioribus unita sunt in superioribus.* »

Nous avons été amenés tout naturellement par le principe de l'unité de l'homme à exprimer cette hiérarchie des êtres. Une seule considération sur le mode suivant lequel s'enchaînent les anneaux de cette série ontologique va nous indiquer la méthode que devra suivre la physiologie pour porter l'ordre et la lumière dans son vaste domaine. Un axiome philosophique formule cette loi d'harmonie : « *Supremum infimi attingit infimum supremi.* »

Les corps bruts, les minéraux, placés au bas de l'échelle, présentent, comme attributs supérieurs, les phénomènes des agents impondérables, pesanteur, calorique, électricité, lumière, qui s'accomplissent en eux. Ces mêmes phénomènes se retrouvent dans les végétaux constituant leurs propriétés élémentaires, infimes : « *Supremum infimi attingit infimum supremi.* »

La nutrition et la reproduction, facultés les plus éminentes des végétaux, se trouvent à la base de toute organisation animale : « *Supremum infimi attingit infimum supremi.* »

Enfin la sensibilité et la locomotion, qui constituent l'apanage le plus glorieux de l'animalité, sont également le partage de l'homme, mais n'occupent en son être qu'un rang secondaire : « *Supremum infimi attingit infimum supremi.* »

La méthode imposée par la considération de cette échelle est nettement formulée. Pour constituer en histoire naturelle la hiérarchie des espèces, il faut prendre d'abord la hiérarchie des fonctions, puis dans chaque fonction la hiérarchie des organes qui leur correspondent, et la perfection relative de chacun de ces organes ; de même pour exposer l'histoire de l'homme il faudra distribuer son sujet suivant l'ordre hiérarchique des fonctions et des organes.

Que si maintenant à ce programme d'une physiologie rationnelle nous comparons les essais tentés par la médecine moderne, nous nous convaincrons facilement que dans ces essais l'histoire de l'homme a été mutilée. Par exemple, quelle place occupent aujourd'hui en hygiène et en pathologie les passions, les vertus, les vices, tous les actes intellectuels et moraux ? Et à quoi tient cette insuffisance, si ce n'est au silence de la physiologie sur ces grandes questions ? Pour les fonctions mêmes qui font l'objet d'une étude sérieuse, que devient la question des rapports, des connexions fonctionnelles qui existent entre les divers organes, les diverses parties d'un appareil, les diverses facultés ? Et cependant telle est la grandeur, l'importance de cette question, qu'il a suffi à Bichat de l'avoir abordée (*la Vie et la Mort*), pour constituer son plus beau titre de gloire.

L'anatomie elle-même, qui n'est autre chose que le côté analytique de la physiologie, a été écourtée, amoindrie par le matérialisme et l'organicisme modernes. A côté de l'anatomie descriptive, qui de nos jours a atteint une grande perfection, on cherche en vain l'anatomie des rapports ; non pas cette anatomie chirurgicale qui, sous le nom de rapports, nous donne un simple exposé topographique des régions, suffisant à guider la pensée et la main du chirurgien, mais la raison anatomique des rapports fonctionnels qu'il importe tellement au médecin de pouvoir apprécier complétement. Il nous suffira de citer quelques exemples des fonctions et d'en demander l'analyse à l'anatomie. Les valvules auriculo-ventriculaires se ferment quand les artères s'ouvrent, et réciproquement ; pour que l'isthme du gosier livre passage au bol alimentaire, il faut qu'il y ait occlusion de la bouche ; la valvule iléo-cœcale, au moment de la défécation, présente une barrière infranchissable aux matières contenues dans le gros intestin : où sont les raisons anatomiques de cette loi physiologique, qui veut que dans un tube organique une extrémité soit fermée tandis que l'autre est béante? De même quelle explication peut nous donner l'anatomie de ce phénomène important de la nutrition : que les lymphatiques généraux et les vaisseaux chilifères n'agissent jamais simultanément, mais suivant un rhythme d'alternance ? C'est donc une voie toute nouvelle, riche en espérances, qui s'ouvre pour l'anatomie enfermée aujourd'hui dans les étroits horizons de l'organicisme.

Nous n'opposerons pas plus longtemps au principe fécond de l'unité substantielle de l'homme les théories mesquines et contradictoires qui de nos jours ont amoindri et égaré la physiologie. Remarquons seulement quel riche cadre est préparé non-seulement pour toutes les vérités acquises, mais encore pour les faits à venir. Le plan tracé a ménagé de l'espace pour toutes les connaissances nouvelles, et leur assigne d'avance leur place légitime. Vienne une découverte : elle ne sera point imprévue, elle comblera une lacune connue : au lieu de détruire ce qui existait, elle le comprendra dans une formule plus large, en vertu de l'axiome : « *Perfectius continet imperfectius.* » C'est ainsi que Harvey, venu après Galien et Fabrice d'Acquapendente, hérite de leurs enseignements, les complète et les contient tous les deux.

Nous trouvons donc, dans cette constitution de la physiologie, l'unité dans les principes, la variété dans les détails, le progrès incessant dans l'ordre, l'unité dans la variété, qui constituent les conditions du beau en matière scientifique.

CINQUIÈME LEÇON

(20 MAI)

PATHOLOGIE

La pathologie est la science des états contre nature. Celle-ci suppose la science de la santé. De là nécessité, dans un enseignement de médecine générale, de n'aborder le terrain de la pathologie qu'au sortir des études physiologiques.

Galien, qui codifia la pathologie et traça le tableau des sciences médicales, partagea les affections contre nature en trois groupes:

La cause,

La maladie,

Le symptôme.

Cette division répond terme pour terme à la division physiologique d'Hippocrate et de Galien : Il y a des contenants, des contenus et des forces : il n'y a pas d'*homme*.

Nous avons dit que, pour rétablir l'ordre et la distinction dans le programme de cette pathologie fausse, il fallait échanger sa classification contre une distribution plus complète des affections contre nature :

1° Maladies,

2° Causes,

3° Lésions,

4° Symptômes.

A ces termes correspondent sans effort et sans confusion les diverses branches de la pathologie :

Maladie, nosologie ;

Cause, étiologie ;

Lésion, anatomie pathologique ;

Symptôme, séméiotique.

Nous avons à établir la légitimité de cette distinction fondamentale.

1° La *maladie* est une affection contre nature de l'homme ;

2° La *cause* est une affection contre nature de l'homme, qui précède la maladie ;

3° La *lésion* est une affection contre nature des parties de l'homme ;

4° Le *symptôme* est une affection contre nature des fonctions et des propriétés de l'homme.

Rien de plus évident, si l'on tient compte de l'unité de l'homme.

MALADIES

Existe-t-il des maladies? C'est-à-dire y a-t-il entre les phénomènes morbides une succession et une association déterminées, se représentant chez des individus qui diffèrent dans le temps et dans l'espace? Trouve-t-on, par exemple, chez des individus différents, des phénomènes tellement enchaînés de la même façon, qu'on puisse affirmer, chez eux, la pneumonie, ou la fièvre intermittente, ou la fièvre typhoïde? L'observation générale nous montre-t-elle, dans les faits morbides, des groupes distincts, soumis à une association et à une évolution déterminées?

La question, ainsi posée, est résolue par le sens commun.

Le langage de tous les peuples, l'expérience de l'humanité tout entière, le sens pratique de tous les médecins a nommé la maladie. La maladie existe donc à l'état de vérité expérimentale irréfragable. Partout et toujours, l'expérience et le bon sens affirment cet ensemble de phénomènes contre nature, se produisant d'après un mode défini.

Si maintenant nous demandons à la science et à l'histoire médicales la solution de la même question, la réponse est beaucoup moins nette, assujettie qu'elle est aux préoccupations des systèmes.

Platon, dans le *Timée*, affirme clairement la distinction profonde des maladies, en les comparant aux espèces animales.

Cet aphorisme est un de ces traits de lumière dont le génie de ce grand homme a semé son enseignement, sous la double inspiration de l'expérience et de la tradition primitive. Mais les hypothèses vont arriver dans la doctrine hippocratique, et avec elles le chaos.

La santé s'altère sous l'influence de l'eau, de l'air et des lieux, et aussitôt la force médicatrice de la nature entre en jeu avec une activité proportionnée à l'obstacle qu'il s'agit de surmonter. Pas de transition entre l'action de la cause et celle de la force médicatrice : la maladie est oubliée et supprimée. Les hippocratistes ne sont pas éloignés de voir dans la maladie l'expression la plus élevée de la puissance qui tend à conserver et à réparer l'organisme. Si choquante que soit cette idée pour le bon sens, elle ne fera pas reculer les logiciens de l'école, et nous voyons la maladie devenir pour quelques-uns une fonction, c'est-à-dire un phénomène de santé.

De plus, dans la maladie telle qu'ils la conçoivent, il leur est impossible de séparer les deux termes de la théorie, les deux champions qui sont en présence, la cause morbifique d'un côté, le principe médicateur de l'autre ; il leur est impossible, par conséquent, de ne pas briser cette unité que l'expérience nous montre dans la maladie.

L'hippocratisme aboutit donc, sur cette question, à des contradictions. La doctrine de la maladie n'a pas sa définition dans Hippocrate.

Galien voulut donner à la pathologie une base anatomique. Sa nosologie correspondit terme pour terme aux éléments de l'organisme, qui, pour lui, groupait ainsi : les contenants, les contenus et les qualités élémentaires.

Il fit donc les maladies :

Des contenants ou des solides,

Des contenus ou des liquides,

Des qualités élémentaires ou des forces.

Il est superflu de signaler de nouveau la confusion inévitable, pour le galénisme, entre la maladie et la lésion. Mais voyons si cette théorie satisfait à la notion expérimentale de la maladie. Une maladie est-elle donc constituée par l'altération d'un solide, d'un liquide ou d'une force? Et l'organisme entier n'est-il pas atteint? Dans la pneumonie, par exemple, si étroitement qu'on ait voulu circonscrire la maladie, quel est donc le liquide ou le solide exclusivement attaqué? Le poumon même est-il seul altéré? Et le sang, et les autres humeurs, et les appareils de la digestion, de la locomotion, de l'innervation sont-ils donc intacts? Que si l'on prétend voir dans cette altération de l'ensemble un phénomène consécutif d'une altération primitivement isolée, nous demanderons quelle est cette altération isolée, et comment elle suffit à expliquer les altérations qui sont dites consécutives ; que le galénisme essaye, par exemple, de rendre compte de tout l'appareil morbide de la gastro-entérite par l'altération des plaques de Peyer. La théorie de Galien est donc impuissante à comprendre, à expliquer la maladie si nettement accusée par l'expérience universelle.

Stahl et les spiritualistes ses disciples ne furent pas plus heureux. L'explication de la maladie par un trouble de l'âme (*idea perturbata regiminis œconomiæ animalis*) ou par une altération du principe vital (Montpellier), ce sont là autant d'hypothèses nébuleuses et gratuites qui se refusent absolument au contrôle des faits et du raisonnement.

Ni le dualisme d'Hippocrate, ni le matérialisme de Galien,

ni le spiritualisme de Stahl ne sont aptes à exprimer et à définir la maladie par une formule scientifique conforme à l'expérience.

Faut-il donc, découragés par le spectacle de ces efforts impuissants, abandonner la question scientifique et nous en tenir à la donnée empirique? Une impossibilité nouvelle nous défend cette indifférence. Sans une définition de la maladie, un essai quelconque de description et de classification des maladies est une entreprise absurde. Dès lors il faudrait renoncer à la nosographie et subir la menace d'une ruine inévitable pour tout l'édifice de la science médicale. Acceptons donc la tâche, si épineuse qu'elle puisse être.

La maladie n'est pas un être, une substance en dehors de l'homme : je suis malade, je souffre, j'ai mal à la tête, à l'estomac, voilà des jugements par lesquels le sens commun déclare que la maladie n'est autre chose que l'homme malade. Ce n'est pas non plus une affection de l'âme ou du corps considérés isolément : les mêmes affirmations de bon sens le prouvent. La conscience humaine, dominée par l'axiome de l'unité substantielle de l'homme, proclame hautement que la maladie est une modification de l'homme tout entier. Nous disons donc que la maladie est une disposition contre nature du composé vivant.

Disposition, disons-nous, car la maladie est non pas la substance même de l'homme, mais seulement un mode de l'homme, et encore ce mode n'est-il pas le propre de l'être humain, mais un simple accident.

Contre nature(1), car la nature de l'homme c'est l'harmonie de ses éléments : la santé.

Du composé vivant et non du corps et de l'âme, car ce n'est ni le corps, ni l'âme, ni un organe, ni une fonction qui sont

(1) Ici *contre nature, præter naturam* (Galien) ne doit pas être pris dans le sens littéral et rigoureux, car il n'est pas contre la nature de l'homme, déchu de l'état de grâce, d'être malade.

affectés; mais c'est bien l'homme lui-même qui réunit les symptômes et les lésions, tous les phénomènes de la maladie.

La maladie est une disposition contre nature du composé vivant. En quoi consiste cette disposition? Quelle est la nature intime de la maladie? Questions insolubles, oiseuses par conséquent. Nous touchons ici à des termes qui dépassent la portée de l'intelligence humaine. La manière de connaître de l'homme ne lui permet que la vue des rapports. C'est seulement par affirmation des rapports, par voie de définition que nous connaissons les choses. Nous avons dû nous borner à définir la maladie par son support, le composé vivant, et nous avons ainsi une définition régulière par genre prochain et par différence prochaine.

La définition de la maladie, telle que nous venons de la poser, la distingue de la cause, de la lésion et du symptôme et met fin, par conséquent, à la confusion introduite par la classification de Galien. Elle n'a pas seulement ce caractère d'utilité, elle constitue une vérité appuyée sur l'expérience d'un côté, de l'autre sur l'unité de l'homme, c'est-à-dire s'harmonisant à la fois avec le bon sens et avec la philosophie la plus élevée, en accord parfait avec toutes les vérités, de quelque ordre qu'elles puissent être.

L'étude de la maladie, même au point de vue de la médecine générale, n'est pas terminée par une définition. Avec la synthèse doit venir l'analyse. Maintenant que nous possédons la notion abstraite de la maladie, restent à établir les caractères différentiels des maladies.

DIFFÉRENCES DES MALADIES

Sur cette question des différences des maladies, les écoles médicales qui n'ont pu comprendre la maladie sont pareillement incapables de poser des principes satisfaisants. La question est méconnue universellement.

Que pouvons-nous attendre des hippocratistes? Nous avons vu la seule condition d'unité représentée dans leurs doctrines par la présence constante de la force médicatrice, de la chaleur intégrante, accomplissant toujours la même œuvre, l'œuvre de la coction. La différence entre les maladies, s'il y en a une, ne pourra se trouver que dans la résistance diverse que présentent les éléments à la coction, c'est-à-dire dans la cause prochaine réelle ou imaginaire de la maladie.

Pour les méthodistes, que représente Asclépiade de Bithynie, la santé consiste dans un rapprochement déterminé des molécules, dans une tonicité particulière des organes ; la maladie dans une rupture de l'équilibre, que ce soit par constriction (*strictum*) ou par relâchement (*laxum*). Les différences entre les maladies ne peuvent être que de deux sortes : ou des degrés divers dans le strictum et le laxum, ou des manifestations de cette action moléculaire se spécifiant suivant les organes.

De nos jours, le strictum et le laxum des méthodistes se sont reproduits avec les propriétés des tissus, avec la contraction organique sensible et la contraction organique insensible de Bichat, avec l'irritation en plus ou en moins de Broussais, et nous avons pu voir appliquer à ces degrés de resserrement et de relâchement, d'irritation et d'atonie tout le fractionnement de la méthode arithmétique. Autant de tissus, d'organes, de solides, de liquides, avec leurs variétés de structure et de composition, avec leurs degrés d'altération : autant de maladies diverses, les unes essentielles, les autres symptomatiques ; les unes primitives, les autres consécutives, protopathiques et deutéropathiques. Les phénomènes divers et successifs d'une même maladie comptèrent eux-mêmes pour des maladies. L'unité était perdue de vue, pour ne plus considérer que la diversité. La maladie avait disparu ; et, du même coup, la nosologie tombait en poussière.

Heureusement pour la science médicale, il n'est pas d'erreur théorique qui prescrive contre le bon sens, et la logique manqua toujours aux croyants de ces pauvres doctrines. Les unités morbides s'imposent invinciblement au praticien. C'est à cette inconséquence que nous devons les richesses nosographiques si considérables que nous a léguées la tradition, et, en particulier, les écoles hippocratiques et spiritualistes.

SIXIÈME LEÇON

(12 mai)

DIFFÉRENCES DES MALADIES. — ESSENTIALITÉ DES MALADIES

(Suite)

Il n'est pas surprenant que les doctrines qui n'ont pu comprendre la maladie en général aient erré également dans la question des différences des maladies. Les partisans de la maladie-cause, de la maladie-lésion, de la maladie-symptôme ont subi fatalement, en nosologie, les contradictions, les absurdités, les embarras de toute sorte que promet le développement logique à toute erreur primordiale. — Si, par exemple, la maladie se confond avec la lésion, il ne peut y avoir entre les maladies que les différences des lésions. Et, alors, comment différencier les maladies à lésions semblables? Que faire des maladies sans lésions? — Les organiciens purs, en restreignant encore ce point de vue de la maladie-lésion, pour ne voir que des organes isolés, feront de la nosologie une grossière méthode de description topographique *à capite ad calcem*. Que Broussais essaye d'enter sur l'organicisme la doctrine de l'irritation, l'inflammation constituera pour toutes les maladies un caractère uniforme, traduit dans les cas individuels par des degrés et des nuances qu'il est impossible de nombrer, et qu'on se contente de jalonner par à peu près, à l'aide de l'hypersthénie et de l'hyposthénie, de la phlogose, de l'hyperphlogose et de l'hypophlogose. Qu'un nosologiste croie faire acte de sagesse en fondant toutes ces erreurs dans le syncrétisme, nous aurons le modèle du chaos le beau idéal des esprits faux, qui prennent le mélange pour l'unité et l'incohérence pour la variété.

Comment procéder pour déterminer les différences des maladies et pour les établir hiérarchiquement : différences premières et différences secondaires?

Toute maladie est une disposition contre nature du composé vivant. C'est là le caractère commun, le genre universel qu'il importe de ne jamais oublier. Quant aux caractères différentiels des maladies, la première question à résoudre est celle-ci :

Les différences qui séparent les maladies sont-elles des différences d'individu à individu, ou des différences d'espèce à espèce? Un cadre nosologique peut-il se composer de séries d'entités dont les termes se rapprochent par une dégradation de nuances et de tons qu'exclut la limite entre eux, ou bien présente-t-il des types nettement accusés? Les maladies ont-elles chacune leur essence propre?

L'expérience, que nous devons toujours interroger, nous montre chaque maladie représentée constamment dans la pensée des hommes par une idée spéciale, marquée d'un nom propre qui sert à la désigner et à la reconnaître, définie par certains caractères, considérée, en un mot, comme ayant une essence particulière. Toutefois, il ne faut jamais oublier que les maladies ne sont que des accidents de l'homme ; que, par conséquent, c'est uniquement en vertu d'une analogie, d'ailleurs légitime, qu'on les considère comme des essences, des espèces.

Les maladies sont identiques à elles-mêmes dans le temps et dans l'espace : elles ne changent ni ne s'échangent. La pneumonie conserve partout et toujours ses caractères propres et se distingue par là de la fièvre typhoïde, de la même façon qu'une espèce organisée conserve son caractère essentiel, qui est en même temps son caractère différentiel. D'une maladie à une autre, il y a un intervalle constant, si étroite qu'en soit la parenté. Entre la rougeole et la scarlatine, entre la dyssenterie et le choléra, il n'y a pas seulement des nuances, il y a des différences radicales, fixes, comme entre le lion et le tigre, entre le mélèze et le sapin. Le cancer, la phthisie, la goutte, le rhumatisme sont sous l'équateur ce qu'ils sont dans nos climats, sont de nos jours ce qu'ils étaient du temps d'Hippocrate ; dans les nosographies antiques ou étrangères, nous reconnaissons les maladies aussi bien que, dans les monuments des lettres ou des arts, nous retrouvons les plantes de nos champs, les animaux de nos forêts.

Les maladies existent donc à titre d'espèces immuables dans le temps et dans l'espace. Il va sans dire que cette comparaison entre les espèces morbides et les espèces naturelles est un simple rapprochement et non une assimilation. Les maladies ne sont pas des êtres à existence substantielle, mais des accidents distincts les uns des autres par des caractères propres et permanents. Déjà elles étaient pour nous les dispositions contre nature du composé vivant ; ces dispositions sont à présent des dispositions *définies*. Il nous est donc possible de les définir, avec toute la rigueur scientifique, par leur genre, caractère commun, et par la différence constante qui les sépare les unes des autres.

Les accidents, de nombre et de caractère définis, que nous appelons, par analogie, des essences, n'ont pour l'esprit humain d'autres manifestations que leurs caractères expérimentaux, caractères génériques et caractères spécifiques. C'est à l'étude de ces caractères que se limitent nécessairement les efforts de la science. Si nous nous demandons quelle est la nature intime de chaque maladie, quelle est cette essence que nous venons d'affirmer, nous sommes aussi impuissants à résoudre le problème que nous le sommes à déterminer l'essence des substances que tous les jours l'esprit humain affirme sur la foi de leurs phénomènes. Mais ces questions absurdes de nature intime ont pour l'esprit humain dévoyé un attrait invincible, et trop souvent l'ignorance et la présomption nous dissimulent l'abîme qui nous en sépare. Aussi est-ce à ce terme impossible, la quintessence de la maladie, que viennent aboutir tous les efforts et toutes les déceptions des théoriciens sans principes et sans méthode.

La prétention d'expliquer la nature intime des maladies a créé le spécificisme. Certaines maladies, telles que les fièvres éruptives, la rage, la syphilis, l'angine couenneuse, devaient frapper les observateurs par la manifestation flagrante de leur essentialité. Elles présentaient, comme les espèces végétales et animales, des individus presque identiques; de plus, leur caractère contagieux constituait un rapprochement pittoresque avec la reproduction des espèces naturelles par voie de génération. Cette double analogie conduisit à les assimiler tout à fait à ces espèces.

Si par maladie spécifique on voulait seulement désigner une maladie marquée d'un cachet spécial et distinctif, une maladie *sui generis*, il n'y aurait là aucune erreur : ce serait seulement le diminutif inintelligent du principe général de l'essentialité des maladies. Si le mot spécifique signifie seulement que les maladies sont contagieuses, c'est-à-dire transmissibles d'un individu à un autre, ce n'est là qu'une synonymie inutile. Mais les *parrains du spécificisme* comprirent toute autre chose sous cette dénomination. Pour Paracelse, van Helmont, Campanella et leurs continuateurs, les maladies spécifiques furent des maladies à manifestation toujours identique, constituées et se reproduisant par un agent spécial, par une substance (*virus*, *miasme*, *ferment*) qui repullule dans l'organisme atteint. Le rapprochement, on le voit, est complet entre l'essence morbide et une espèce naturelle : même fixité invariable dans les individus, même mode de reproduction dans le temps et dans l'espace.

Remarquons tout d'abord l'échafaudage d'analogies et d'hypothèses sur lequel repose la doctrine du spécificisme. La considération qui nous a fait affirmer l'essence des maladies est tout simplement le rapprochement entre la constance des caractères des individualités morbides et la constance des caractères des espèces naturelles : les maladies ne sont donc des essences que par analogie; en faire des espèces dont les individus portent l'empreinte rigoureuse du type, c'est faire une hypothèse toute gratuite. Ajoutez enfin que ces maladies, pour les spécificiens, possèdent une substance propre ; n'est-ce pas, dès lors, introduire la fantaisie pure dans le domaine de la science?

Heureux encore si cette interprétation sophistique éclairait un peu la question des différences des maladies ! Mais si l'hypothèse d'un agent morbide, d'un virus, peut se présenter à l'esprit dans l'étude des maladies contagieuses, quelle peut être la place du virus dans tant d'autres maladies non contagieuses? Quelle sera-t-elle, par exemple, dans la pleurésie ou dans l'épilepsie? De plus, est-ce que les individus d'une même maladie sont soumis à cette ressemblance rigoureuse, qui s'impose aux individus d'une même espèce, végétale ou animale? Deux individus d'une espèce naturelle sont-ils jamais comparables à ces deux formes de la goutte, dont l'une affecte le gros orteil et l'autre l'estomac, ou bien aux formes paralytique et névralgique de l'hystérie? Ce n'est pas à dire que ces maladies à formes si discordantes en apparence cessent d'être des maladies essentielles, fixes ; mais les assimiler complétement à une espèce, ainsi qu'on l'a fait, c'est forcer l'analogie. Le spécificisme, même en l'envisageant seulement au point de vue de la différence des maladies, n'est donc qu'une hypothèse gratuite, qui se refuse au contrôle des faits, et qui est impuissante à répondre à la question.

Avançons sur le terrain de la nosologie. Les essences morbides que l'observation nous a fait affirmer se présentent toujours par analogie, tantôt comme des espèces, tantôt comme des genres dans lesquels plusieurs espèces sont comprises. C'est ainsi que la pneumonie, la rage, la méningite, nous apparaissent comme des espèces ; la goutte, au contraire, le rhumatisme, la fièvre intermittente, comme des genres décomposables en espèces nombreuses.

Il nous reste à établir les différences qui peuvent se présenter dans chaque essence morbide, de façon que l'histoire de toute maladie soit complète, embrassant depuis le genre commun jusqu'à l'individu auquel s'arrête l'étude nosologique, pour faire place à la clinique.

SEPTIÈME LEÇON

(22 MAI)

DES DIFFÉRENCES DANS CHAQUE MALADIE

L'échelle des différences dans les maladies s'établit de la maladie à l'individu : par les formes d'abord ; au-dessous des formes, par les variétés; finalement par les idiosyncrasies. L'analogie qui nous a éclairés pour formuler l'essentialité des maladies est un guide précieux que nous conserverons jusqu'au terme de cette étude.

En étudiant les individus d'une même espèce naturelle, nous trouvons, chez tous, les caractères fondamentaux de l'espèce, et à côté, certaines différences immuables qui, imprimant leur cachet à tout l'organisme, les séparent en départements nettement délimités. C'est ainsi que, dans les républiques des fourmis et des abeilles, mères et ouvrières présentent tous des caractères de l'espèce, associés à des différences flagrantes et impérissables. Le sexe, de même, constitue, soit pour les végétaux dioïques, soit pour les espèces animales, une différence qui affecte profondément l'organisme tout entier. — Dans les essences morbides, nous trouvons pareillement, avec la persistance des caractères fondamentaux, des différences frappantes qui s'imposent à la maladie tout entière, qui s'impriment sur tous les phénomènes sans exception ; lésions, symptômes, marche, durée, phases, etc. Quelle distance, par exemple, entre la rougeole bénigne et la rougeole maligne ! entre la fièvre typhoïde simple et la fièvre typhoïde ataxique ! Parcourons, de même, dans le rhumatisme articulaire aigu fébrile, le rhumatisme mono-articulaire, le rhumatisme bénin, le rhumatisme grave ; rien de plus facile que de constater l'analogie qui existe entre ces différences des maladies et les différences signalées chez les végétaux et chez les animaux.

Ce sont ces différences, d'où résulte pour la maladie tout entière une physionomie à part, que nous appelons les formes de la maladie. Ces formes, loin de dépendre d'un phénomène unique, les affectent tous : elles ne se succèdent pas les unes aux autres et ne s'échangent pas entre elles, pas plus que les sexes ne se succèdent ou ne s'échangent. La malignité, par exemple, cet état caractérisé par la déroute des fonctions végétatives et l'imminence de la mort, ne survient pas dans une maladie à titre d'épiphénomènes ; elle existe dès le début, se maintient à toutes les périodes et pèse de son influence sur l'expression totale de la maladie.

Les formes ainsi conçues sont comprises dans les maladies dont elles conservent fidèlement le type. Elles sont aussi irréductibles les unes dans les autres que le sont les maladies elles-mêmes.

Les formes, à leur tour, comprennent des variétés. Les variétés correspondent à des degrés divers dans l'ensemble des phénomènes, ou dans quelques-uns seulement de ces phénomènes. A côté d'une rougeole bénigne à prodromes nettement accusés, à périodes régulièrement suivies, avec un appareil symptomatique complet et vigoureusement accusé, peut se présenter une rougeole également bénigne avec atténuation ou exagération, avec dégradation de toutes les teintes, ou un dessin plus énergique. Quelles différences de diapason, si je puis ainsi parler, ne peut-on pas observer entre les individualités d'une même forme morbide, quelle appartienne à la scarlatine, à la variole, à la fièvre typhoïde ou à une maladie quelconque ! Ce sont là tout simplement des variétés. Un seul ou quelques-uns seulement des phénomènes suffisent à montrer le cachet d'une variété : ne citons pour exemple que le caractère épidémique, qui, souvent, au lieu d'atteindre tout l'appareil des symptômes et des lésions, se contente d'en affecter quelques-uns.

Le règne végétal et le règne animal nous offrent, à ce point de vue, des analogies sans nombre. Les variétés si nombreuses des espèces animales et végétales : le cheval colosse des prairies flamandes ou danoises, comparé au poney du Shetland ou de la Corse ; la fougère, humble plante herbacée dans nos climats, devenant arborescente entre les tropiques ; la chèvre de nos contrées au poil rude et court, et la chèvre au poil soyeux d'Angora ou de Cachemire ; partout le produit sauvageon et le produit domestique nous présentent des modèles de ce que nous avons exposé : fidélité au type de l'espèce, différences de degré dans un ou dans plusieurs des phénomènes.

Enfin, au dernier terme de la classification, viennent les idiosyncrasies, c'est-à-dire ces susceptibilités individuelles, parfois héréditaires, qui se manifestent chez l'individu malade en dehors de toute influence de la maladie, de la forme ou de la variété. Tel, par exemple, ne peut subir le plus léger mouvement fébrile, sans éprouver du délire ; tel autre ne peut supporter la privation d'aliments ; et cette condition va créer dans la maladie des épiphénomènes dont il faut que la science tienne compte. Il est inutile d'insister sur ce sujet que l'expérience de tous les jours a suffisamment vulgarisé.

Rien n'est plus simple, plus clair et plus satisfaisant que cette méthode de classification qui, partant de la notion générale de la maladie, arrive jusqu'à l'individu, terme pratique de la nosologie, en passant, sans violenter les faits ni la logique, par les échelons suivants :

Genres,

Espèces,
Formes,
Variétés,
Idiosyncrasies.

Ne nous est-il pas permis de proclamer que nulle science naturelle ne possède une systématisation plus parfaite, embrassant le sujet tout entier, respectant son unité et ses variétés, abordant tous les détails et harmonisant le tout par une ordination régulière?

Remarquons en passant que cette classification, nous la devons à l'idée première que nous avons donnée des maladies en proclamant leur essentialité, et que, par conséquent, la paternité logique en revient au principe de l'unité substantielle de l'homme.

CAUSES DES MALADIES

La cause est tout ce qui produit, tend à produire ou aide à produire la maladie ; tout ce qui constitue dans l'homme la transition de l'état de santé à l'état morbide.

Cette définition une fois donnée, l'expérience nous signale des causes multiples ; elle accuse l'influence de tous les objets de la nature. Les êtres mêmes qui servent à la conservation de l'homme, l'air, les aliments, peuvent jouer le rôle de causes de la maladie : alors la convenance qui existait entre eux et l'organisme humain peut avoir été altérée de deux façons : ou bien ces êtres se sont modifiés ; l'air, par exemple, est devenu trop chaud ou trop froid, trop rare ou trop dense ; ou bien le rapport a été rompu par une modification de l'homme lui-même. C'est ainsi que l'homme est plus susceptible vis-à-vis de l'air ambiant, si la peau est couverte d'une sueur profuse, que lorsqu'elle est à l'état d'activité fonctionnelle normale. Il faut donc étudier toutes les causes de maladie, si variées qu'elles soient, et les distribuer en groupes naturels : la valeur de la science étiologique est à ce prix.

Il est des causes qui, agissant sur l'homme, produisent la maladie à elles seules et en possèdent la raison complète : telle est, par exemple, l'action d'un choc violent, l'action des caustiques, etc. L'effet est alors en rapport direct avec la cause. Qu'un mobile vienne heurter le fémur ou le tibia, le désordre produit sera rigoureusement proportionnel à la quantité de mouvement du mobile et à la surface du contact. C'est de cette façon qu'agissent toutes les causes mécaniques, physiques et chimiques.

Il est d'autres causes dont l'effet n'est nullement proportionnel avec l'action exercée et varie avec l'individu qui y est soumis. C'est ainsi qu'un courant d'air, qu'une immersion dans l'eau froide, que l'ingestion d'un aliment, inoffensifs pour un individu, seront chez un autre le point de départ d'une maladie, et d'une maladie qui ne correspond pas constamment à la cause. Force est alors de chercher autre part que dans cette cause externe la raison de l'effet produit.

Voici donc deux ordres de causes affirmés par l'expérience : des causes extérieures à l'homme ; des causes internes, dont l'homme lui-même est le support. Deux grandes classes de maladies, par conséquent :

Maladies de cause externe,

Maladies de cause interne.

Études successivement ces deux ordres de causes.

Nous devons ranger parmi les causes externes tous les agents, toutes les forces avec lesquelles l'homme est en rapport, c'est-à-dire tous les êtres de la nature sans exception. Dans cette énumération des causes externes de maladies, il ne faut pas oublier des agents puissants et trop souvent méconnus, le Créateur lui-même, dont la providence accompagne les hommes dans toute leur existence, et les Esprits, soit bons, soit mauvais, qui sont hiérarchiquement au-dessus de l'homme. La possibilité logique de l'action de ces causes est incontestable ; et quant aux témoignages historiques qui font foi de la fréquence de cette action, il n'est pas de notre sujet d'en démontrer la véracité. Dans la sphère même plus étroite où l'étiologie s'enferme d'habitude, il ne suffit pas de rappeler l'action traumatique ou toxique de certains êtres de la création. Nombre d'autres influences se présentent : influences sidérales : on sait quelle est l'influence fâcheuse de la lumière lunaire sur les épileptiques ; influences météorologiques : quels rapides changements, quelle accélération du terme fatal produit souvent l'approche d'un orage ; influences atmosphériques et géologiques, influences de l'alimentation : ici les exemples sont trop surabondants pour nous arrêter aux détails ; influence de l'homme sur l'homme : par combien de moyens, en effet, l'homme peut atteindre son semblable, non-seulement en usant de la force brutale, mais encore par l'ascendant intellectuel et moral ! influences enfin de l'homme sur lui-même : car l'homme n'est pas armé moins puissamment contre sa personne que contre celle des autres, et la maladie reconnaît trop souvent pour cause les passions et les vices de l'individu.

Les causes internes ont reçu le nom de prédispositions. Ces prédispositions sont-elles individuelles, ou si elles sont le partage de l'humanité tout entière? Sont-elles variables, ou déterminées de nombre et de tendance? Rappelons-nous d'un côté que les maladies sont des essences fixes, des dispositions contre nature définies ; de l'autre, que, dans ces maladies, l'observation accuse l'absence ou l'insuffisance des causes externes ; la conclusion nécessaire sera l'énoncé suivant : Les prédispositions sont définies comme les maladies qu'elles engendrent. Elles répondent chacune à une maladie déterminée. Elles composent le lot commun de l'humanité. Le nombre et la tendance en sont invariablement déterminés.

On se demande, en face de ces prédispositions définies et communes à tous, comment il se fait que chaque maladie ne fasse pas, dans les mêmes circonstances, son apparition chez tous les individus ; pourquoi, par exemple, à un courant d'air froid, l'un aura une pneumonie, tandis que l'immunité est accordée à un autre. A cette espèce de fin de non-recevoir nous pouvons répondre en expliquant cette différence entre les susceptibilités individuelles par la prédominance de certaines prédispositions suivant les individus. C'est ainsi que, dans un autre ordre de considérations, tous nous avons naturellement des dispositions pour les sciences et les arts ; mais ces dispositions sont représentées chez les individus par des aptitudes très-variables, tellement variables que, tous les jours, l'influence d'un même foyer d'éducation et de civilisation féconde une intelligence et laisse l'autre stérile.

La médecine antique avait compris vaguement, pressenti plutôt cette combinaison variable des dispositions à la santé et des dispositions à la maladie qui se trouve dans chaque homme. L'ensemble des aptitudes fonctionnelles et des prédispositions morbides était ce qu'elle appelait le tempérament, et dans le tempérament elle trouvait la cause des maladies. C'était encore une heureuse inspiration de l'instinct médical d'avoir compris que les tempéraments, expression des conditions vitales, ne pouvaient varier à l'infini, et de les avoir divisés en un nombre restreint d'espèces qui ne pouvaient se succéder l'une à l'autre. Le malheur de ces demi-vérités était d'être accolées à la théorie hypothétique qui voyait dans l'état physiologique la source des maladies, et qui expliquait les prédispositions morbides par les aptitudes fonctionnelles.

HUITIÈME LEÇON

(24 MAI)

DES CAUSES

(Suite)

L'expérience nous a conduits à une première donnée étiologique : la distinction des causes externes dont l'action est en rapport direct avec l'effet produit, et des causes internes ou prédispositions, également proportionnelles dans leurs actes avec le résultat.

Mais l'investigation scientifique ne peut s'arrêter à ce premier élément de l'étiologie. Comment se fait-il que l'homme soit malade? Comment se fait-il que le principe intérieur, l'âme, chargée de façonner et de conserver le corps, ne suffise plus à sa fonction? Quelle est la cause prochaine du désordre de la maladie?

Demander le pourquoi de la maladie, c'est poser implicitement la question de la nature du mal et de son origine, la question la plus ardue et la plus controversée dans toutes les philosophies. Deux solutions se sont produites : l'une qui attribue au mal une existence substantielle, qui en fait un principe opposé au bien ; l'autre qui n'accorde au mal qu'une valeur négative, d'après laquelle le mal ne serait autre chose que le défaut à divers degrés, la privation du bien. Entre la première solution, la solution dualiste, manichéenne, et la solution biblique et chrétienne, nous n'hésitons pas, et nous répétons l'adage de la scolastique : *Malum habet causam non efficientem, sed deficientem.*

La médecine n'a pas toujours eu le bonheur d'être fidèle à ce principe. Pour les hippocratistes, la maladie n'était pas seulement un défaut, elle avait une cause vraiment efficiente, la force médicatrice : inutile de rappeler quels embarras suscitait à l'école cette interprétation de la maladie par une cause efficiente, du mal par la puissance conservatrice. Des manichéens, plus explicites encore, arrivent plus tard : ce sont des spécificiens, qui veulent voir la raison des maladies dans des principes mauvais en eux-mêmes.

Le principe insinué plus haut renferme une interprétation lumineuse, une explication facile de l'action des causes morbifiques.

Pour ce qui regarde les causes externes, nous savons que tout être composé doit son unité à une force d'agrégation, laquelle, comme toutes les puissances finies, peut être vaincue par une force supérieure. Tout mixte est sujet à la corruption, dit la philosophie scolastique. Le rapport des éléments dans les êtres composés s'altère nécessairement aussitôt que l'un des éléments est atteint. Vienne donc l'action sur l'homme d'une cause externe : suivant sa puissance, des désordres plus ou moins profonds surviendront dans l'économie du composé vivant ; il se produira, par exemple, une brûlure, une luxation, une fracture. Il pourra même arriver, si l'action extérieure est très-violente, que la destruction de l'unité s'accomplisse d'emblée, que le mixte ne puisse aucunement résister à la corruption.

Quant aux causes internes, aux prédispositions, comment s'expliquent-elles ? Le bien du composé vivant se trouve évidemment dans le parfait rapport de ses éléments, dans l'harmonie entre le principe formateur et conservateur et la matière. Cette harmonie constitue la santé. Dans la maladie, par conséquent, l'harmonie de l'ensemble a été rompue ; la proportion n'existe plus entre les puissances du principe, de l'âme et les dispositions du corps. Le mal se trouve ainsi facilement défini, limité par le bien même. C'est dans cette lutte entre les puissances de l'âme et les dispositions du corps que se trouve la raison des prédispositions morbides, des causes internes de maladie. Cette lutte est habituellement à l'avantage du principe ; car cette victoire du principe, cet état que nous appelons la santé, n'est lui-même que le maintien de l'ordre dans un composé anarchique.

La maladie ainsi interprétée n'est point, on le voit, une altération d'un des éléments en particulier : c'est une altération de l'ensemble, de l'unité du composé vivant. Nous arrivons ainsi par le raisonnement à ce que l'expérience avait déjà affirmé, que la maladie n'est autre chose que l'homme malade: le raisonnement et l'expérience nous donnent des conclusions identiques.

Le dualisme, sur ce terrain du raisonnement, est aussi impuissant que sur celui de l'expérience ; soit qu'il veuille expliquer la maladie par un état de l'âme, comme le fit Stahl ; soit qu'il en fasse une affection du corps seul, ainsi que le professe la tradition galénique. Ni l'une ni l'autre théorie ne peuvent trouver dans cette altération d'un élément isolé cette condition impérieuse de la maladie d'être un désordre, un mal du composé, un défaut d'harmonie dans l'être humain.

Tout n'est pas dit pour l'étiologie quand nous avons établi que les prédispositions morbides sont constituées par un défaut de proportion entre les forces de la puissance conservatrice et les dispositions du corps dans le composé humain. Comment peut se concevoir ce défaut de proportions? Nous concevons si bien et si fatalement l'harmonie comme étant la loi de tout composé, la santé comme l'état naturel de l'homme, que nous nous demandons invinciblement d'où peut provenir cette tendance contre nature que nous avons appelée la prédisposition ; en d'autres termes, quelle est la cause éloignée de la maladie. Rappelons brièvement ce que nous avons établi relativement aux causes internes : ce sont des *Prédispositions contre nature, définies.* Dira-t-on que la prédisposition, cette cause déficiente, est simplement un accident individuel ? Premièrement, cette affirmation laisse subsister la question dans toute sa compréhension ; pourquoi ce défaut d'harmonie entre les éléments de l'individu ? Secondement, le terme de prédisposition définie exprime quelque chose de générique, de fixe, qui ne peut nullement s'accommoder avec une condition individuelle, nécessairement variable et instable, comme tout ce qui dans l'individu est seulement personnel. Regardera-t-on les prédispositions comme un héritage, un legs que le malade tient de ses ascendants ? Nombre de raisons repoussent cette deuxième supposition. Les races diverses n'ont pu hériter les unes des autres ; et cependant elles offrent les mêmes prédispositions. De plus, si l'on veut faire attention aux conditions de l'hérédité en matière de maladie, on reconnaîtra cette vérité expérimentale, que toute affection héréditaire épuise son évolution en un petit nombre de générations : elle meurt ou tue dans un espace très-court relativement à la durée du genre humain ; son action est donc à trop courte échéance pour expliquer les causes de maladies qui partout et toujours affligent l'humanité. Et puis, comment l'hérédité expliquerait-elle l'invasion subite, insolite, sur des peuples novices, de maladies inconnues d'eux jusque-là, telles que le furent les maladies pestilentielles, typhus, choléra, etc. ? Enfin, remarquons-le, invoquer l'hérédité, c'est reporter sur l'ascendant les difficultés que présente l'individu actuel ; c'est reculer les limites de la question, ce n'est pas la résoudre. En procédant ainsi par voie d'exclusion, nous sommes conduits forcément, par la toute-puissance des lois logiques, à reconnaître que les prédispositions définies sont le lot commun de tous les hommes, par conséquent le triste apanage de l'espèce tout entière. Et comme ce sont là des états contre nature, force nous est d'avouer que la nature humaine est soumise dans l'espèce à une altération primordiale, qu'elle porte l'empreinte d'une dégradation originelle.

Nous voici conduits par le raisonnement à des conclusions identiques avec les vérités que nous impose la foi. Nous touchons au dogme, à cette vérité mystérieuse de la chute originelle, qui est la base de toute anthropologie viable. La science antique avait oublié cette vérité, la science moderne, par des motifs sur lesquels nous ne revenons pas, veut à tout prix s'y soustraire. Ne nous étonnons donc pas des embarras que crée à l'étiologie cet éloignement de la vérité, volontaire ou non. Quand ce principe fondamental est méconnu ou proscrit, quand cette base fait défaut, tantôt l'étiologie aboutit à des hypothèses impuissantes, c'est le cas de la science antique, que l'on peut seulement accuser d'ignorance ; nous savons à quelles absurdités la conduisirent ses hypothèses sur les causes des maladies ; tantôt l'étiologie recule devant la question, ou s'écarte volontairement de la solution, de crainte de se trouver face à face avec une véritée abhorrée ; de non moindres absurdités viennent punir la poltronnerie ou la lâche hypocrisie de la science. Ainsi se vérifie une fois de plus cette parole profonde de Pascal : « Sans le mystère du péché originel, l'homme est lui-même le plus obscur, le plus impénétrable de tous les mystères. »

Des causes externes pour certaines maladies, pour d'autres des prédispositions définies ; l'altération de l'harmonie du composé vivant comme cause prochaine des prédispositions, la dégradation originelle de l'espèce humaine comme cause éloignée de ces mêmes prédispositions, ne comprennent pas tout l'ensemble des influences qui contribuent à la production de la maladie. Il est rare que la prédisposition, qui est la maladie en puissance, se traduise en acte, sans l'adjuvant de quelques causes facilement appréciables : telles seront, par exemple, l'air froid dans la pneumonie, le refroidissement humide dans le rhumatisme, la bronchite dans la phthisie, l'insolation dans la méningite, etc. Ces causes auxiliaires ont reçu, du rôle qu'elles remplissent en favorisant la manifestation de la maladie, le nom de causes instrumentales.

Ces auxiliaires peuvent avoir, dans l'ordre des causes, une importance capitale; c'est-à-dire que parfois elles sont tout à fait indispensables à la production de la maladie. Qu'un noir de Guinée vienne habiter dans nos climats, la tuberculisation à laquelle il aurait été réfractaire dans son pays l'atteindra presque infailliblement sous ces latitudes nouvelles. L'homme du Nord, à son tour, qui sur notre sol peut se rire impunément de la fièvre jaune, en sera, dans le golfe du Mexique, la victime de prédilection.

Les causes instrumentales sont nombreuses. Les énumérer serait reproduire en grande partie le tableau que nous avons donné des causes externes. Elles se divisent en trois groupes, suivant leurs modes divers d'action sur l'économie. Elles peuvent agir lentement, sourdement et préparer de longue main l'explosion de la maladie; ainsi agit l'hérédité: on les dit alors prédisposantes. Elles déterminent directement l'apparition d'une maladie donnée dans un moment précis, et par suite, on les appelle déterminantes: telles sont les causes instrumentales de la contagion et les influences paludéennes. Enfin elles sont parfois, pour la manifestation de la maladie, une simple occasion : telle est l'influence d'un courant d'air, dont les conséquences peuvent être si variées ; la cause est dite alors occasionnelle. Il est facile de reconnaître expérimentalement qu'il n'est pas de cause qui soit constamment et exclusivement prédisposante, déterminante ou occasionnelle; chacune, suivant les circonstances, jouera un rôle variable dans cette fonction multiple.

Maintenant, il faut se demander quelle est la relation entre la cause instrumentale et la maladie. Rappelons que la cause instrumentale n'est pas en rapport direct avec l'effet produit, et qu'il est besoin d'une autre cause, cause véritable, que nous avons appelée la prédisposition. Mais, d'un autre côté, nous trouvons un singulier rapprochement entre la cause instrumentale et la maladie : c'est une similitude entre l'effet direct, propre de la cause et un des phénomènes initiaux de la maladie. Par exemple, la privation d'air et de lumière produit directement l'étiolement et mène à la scrofule, qui, elle aussi, a pour caractère l'étiolement. Un purgatif qui exagère directement la sécrétion intestinale peut servir de pont à la dyssenterie, qui, elle aussi, comprend, dans son appareil de phénomènes, la sécrétion morbide de l'intestin. De cette similitude entre les phénomènes on a parfois conclu hâtivement que la cause instrumentale était la seule cause, la vraie cause efficiente de la maladie. Laissons cette conclusion prématurée et illogique, pour nous en tenir au fait lui-même. Généralisé dans une certaine mesure sur la foi de l'expérience, il nous montre que les phénomènes directs de la cause instrumentale établissent souvent une transition facile aux phénomènes propres de la maladie. Une proposition du formulaire si riche de la scolastique exprime ainsi son universalité : « *Quomodo uniuntur substantiæ? Per accidens commune.* »

Les causes instrumentales sont ainsi conçues comme constituant souvent un trait d'union entre la prédisposition et la maladie. Elles ouvrent la science par un phénomène commun, et la prédisposition, une fois mise en jeu, accomplit son évolution. Pour en donner un dernier exemple, citons l'action des bains froids, qui, en fluxionnant directement les muqueuses, produit un premier phénomène, lequel, suivant les prédispositions actuellement dominantes chez l'individu, va ouvrir la voie à un coryza, à une bronchite, à une angine ou à une pneumonie.

NEUVIÈME LEÇON

(26 MAI)

DES CAUSES

(Suite)

L'observation, en accusant manifestement l'unité morbide que nous avons appelée la maladie, nous a révélé, comme cause de la maladie, la prédisposition définie. De là le raisonnement nous a conduit successivement à affirmer : d'abord une cause prochaine, le désordre d'un composé naturellement harmonique, la disproportion entre les puissances de l'âme et les dispositions du corps; plus loin, une cause éloignée, la déchéance d'un état primitivement régulier, la dégradation originelle de l'homme. A la base de l'étiologie, nous trouvons donc le dogme de l'unité de l'espèce humaine, entendu non-seulement comme unité de nature dans des individus différents, comme conformité de tous à un seul type, mais comme unité d'origine, unité de souche. Les causes instrumentales, dont le vrai rôle a été si souvent méconnu, trouvent dans cette systématisation leur plan légitime. Reconnues insuffisantes à l'explication complète de la maladie, incapables de la produire à elles seules, elles constituent le trait d'union accidentel entre la prédisposition définie et le terme de cette prédisposition, la maladie.

Reste, pour satisfaire tous les desiderata de l'étiologie, à déterminer quelle est la cause finale de la maladie. Nous nous sommes demandé ce qu'est la maladie, d'où elle vient, par quel mécanisme elle se manifeste, quel but maintenant, quelle finalité peut remplir cet état contre nature dans les pensées et dans les décrets de la puissance qui créa toutes choses et qui dirige toutes ses œuvres à leur fin.

Ici, comme toujours, consultons l'antiquité médicale. Hippocrate seul, qui eut en médecine le privilége des grandes inspirations, aborde la question et y répond. Mais la cause finale de l'état contre nature, chez l'homme, est déterminée par Hippocrate avec précision, les termes en sont posés avec sûreté ; ces termes ou ces degrés, par lesquels s'exprime la tendance anarchique dans l'homme, sont :

1° Πόνος, la souffrance ;

2° Νόσος, la maladie ;

3° Θάνατος, la mort.

L'homme tend incessamment vers un but fatal auquel sa nature tout entière répugne, et contre l'attraction duquel elle lutte incessamment. Les puissances de l'âme sont constamment en œuvre pour comprimer les prédispositions définies ; mais, vienne l'action d'une cause instrumentale, l'intervention de cet adversaire rompt l'équilibre si péniblement maintenu jusque-là, et alors apparaissent les trois termes menaçants :

Πόνος, νόσος, θάνατος.

1° Πόνος. La souffrance n'est point simplement un état d'imperfection qui fait que l'homme, inférieur à Dieu, possède une puissance et une durée limitées : c'est un trouble dans sa constitution, une déviation du type normal de son être. Et cependant la souffrance est l'état habituel de l'homme en général et de chaque homme en particulier, à des degrés et sous des rapports infiniment variés. Tantôt c'est la laideur avec toute sa richesse de variétés ; tantôt c'est la faiblesse, soit végétative, soit sensitive, soit intellectuelle ; et, à ce point de vue, que de nuances, toutes douloureuses pour l'humanité ! Là, ce sont des susceptibilités fonctionnelles diverses ; ici, une absence de hiérarchie dans les fonctions :

l'un est frileux, ou dyspepsique, ou sans voix, ou sans haleine; l'autre voit son esprit ou sa volonté assujetti aux caprices d'un estomac ou d'un intestin irritable; tel n'a l'esprit libre qu'à ses heures; tel autre est stérile; presque tous sont condamnés à une impuissance précoce. Chez tous enfin, et c'est là un des symptômes les plus flagrants, sinon le plus triste, par lesquels se révèle la dégradation originelle, une condition honteuse s'impose sans exception. En vain un républicain, jadis illustre, proclamait l'immunité de quelques privilégiés, en laissant cette souffrance comme stigmate à la classe inférieure de la société (1).

Ce n'est pas assez d'un art spécial qui fait appel à toutes les sciences, qui met à contribution toutes les ressources des règnes de la nature, pour dissimuler l'infection que l'homme traîne partout après lui, comme un gage de la dissolution prochaine qui lui est réservée.

La souffrance, telle que nous venons de la décrire, n'est pas encore la maladie avec sa marche et son évolution déterminées. Mais il suffit souvent que cette souffrance se prolonge ou s'exagère pour que le composé vivant fasse un nouveau pas vers le terme fatal en passant sous le joug de la maladie.

2° Νόσος, la maladie. Nous avons étudié sous ses aspects divers cet état contre nature. Qu'est-il au fond? Une disposition au dernier degré de la finalité, à la mort.

3° Θάνατος, la mort, conséquence ultime des maladies. Elle survient fréquemment sans leur intervention par l'action des causes externes. Mais alors elle s'explique tout naturellement par la constitution de l'être humain, composé dont l'unité peut être détruite d'emblée par une puissance extérieure.

Maintenant, quel rang doivent occuper toutes ces causes,

(1) « L'homme du peuple est l'homme qui pue. » (GODEFROY CAVAIGNAC.)

expérimentale, éloignée, prochaine, instrumentale, finale, dans une distribution hiérarchique? Cette distribution est chose des plus faciles. Au sommet de la hiérarchie se place la cause finale, θάνατος, la mort. *Morte moriemini*, dit à l'homme la parole révélée. Vous mourrez; et ce n'est point un pléonasme que cette insistance : Vous mourrez de mort, c'est-à-dire : Vous mourrez, non pas de cette extinction qui est réservée à tout composé dont la durée est limitée, extinction qui seule mérite d'être appelée mort naturelle, mais de mort prématurée. Et, de fait, tous les hommes meurent frappés conformément à cette sentence. C'est pour l'exécution de cet arrêt, c'est comme modes du châtiment qu'existent dans l'homme les prédispositions définies; elles pèsent comme une peine sur toute la carrière de la vie : *Totus homo ex nativitate morbus est.* Les causes instrumentales viennent en dernier lieu pour servir de signal et d'introduction à la maladie, par conséquent de prologue à la mort.

Enfin, au dernier terme de l'étude étiologique, nous nous demandons pourquoi Dieu a condamné l'homme à lutter contre la maladie et la mort, et quel est le considérant final de l'édit divin. La philosophie, d'un côté, nous apprend que l'Être infini ne peut avoir dans ses actes qu'un but, la manifestation de ses attributs, puissance, sagesse, justice, bonté sans limites; c'est ce que l'Ecriture et l'Église, toujours d'accord avec la vérité, expriment en proclamant que, dans toutes ses œuvres, Dieu n'a pour objet que sa gloire. La gloire de Dieu, tel est donc l'objet final de la maladie. Et pour peu que nous voulions y faire attention, nous reconnaîtrons toute la vérité de ce double enseignement; nous verrons éclater la gloire de Dieu dans toute l'économie de la maladie: dans le malade, d'abord, dont la patience au milieu des douleurs est un hommage éloquent à la justice de celui qui a prononcé la sentence; dans le dévouement de ceux que le devoir et la charité enchaînent au chevet du malade, insensibles aux attraits d'une vie même honorable, inaccessibles à la fatigue, aux dégoûts, aux dangers d'une mission habituellement récompensée par l'ingratitude des hommes et par une mort hâtive ; dans la résistance merveilleuse que l'organisme, créé par Dieu avec tant d'art, oppose à la destruction ; dans la disposition si indulgente qui a placé le remède à côté du mal ; dans le médecin enfin, qui, s'il comprend sa mission, saura s'élever à la hauteur d'un mandataire de la Divinité, appelé par Dieu lui-même à lutter contre cette tendance à la corruption que présente la nature humaine. L'Écriture signifie au médecin quelle est sa valeur dans les desseins providentiels, par ces paroles remarquables : « *Honora medicum, etenim propter necessitatem creavit illum Altissimus.* » Le médecin existe de droit divin, et c'est à ce titre qne le médecin est recommandé au respect de tous. Quelle haute idée nous est donnée des fonctions, des devoirs et de la situation hiérarchique du médecin ! Et comment comparer, sans une confusion profonde, ce ministère sublime avec l'industrialisme des écoles incroyantes, avec cette ignoble spéculation qui exploite les souffrances de l'homme, sans plus de scrupule que telle autre profession qui exploite la nature brute dont l'homme a été établi le souverain !

Ces considérations nous conduisent à des conclusions précieuses que voici : il faut que la médecine soit chrétienne, sous peine de danger, ou le redevienne, si elle veut se relever. Elle doit se retremper à la source divine comme science, comme art, comme profession ; c'est à cette condition que nous concevons sa réhabilitation possible et son avenir garanti.

Nous rappelions autre part, avec douleur, les anciennes splendeurs de la médecine, la suprématie glorieuse qu'elle exerçait sur les autres sciences et le besoin qu'elle éprouve de reprendre sa place première. Maintenant, ce n'est plus seulement au nom de notre passé, de nos traditions, que nous sollicitons une réparation. Ce ne sont plus de vagues prétentions scientifiques que nous élevons : c'est un titre que nous présentons, titre sérieux, incontestable, garanti par l'autorité de laquelle tout relève, sciences et sociétés. Pourquoi la médecine doit-elle dominer toutes les sciences naturelles et le médecin marcher à la tête des savants? Saint Paul nous l'apprend en consacrant la supériorité de l'objet de notre science : *Alia est hominum, alia est pecudum caro.* La chair de l'homme est appelée à être la chair des saints.

Dans les vérités fondamentales de l'étiologie, il n'y a pas seulement un objet de curiosité, une vaine satisfaction pour l'intelligence ; il y a, de plus, pour le médecin de hautes leçons morales et des garanties qui lui donnent une conscience plus ferme de sa dignité.

DIXIÈME LEÇON

(3 JUIN)

DES LÉSIONS

De tout temps l'observation des sens, à laquelle l'homme ne refuse jamais créance, a révélé manifestement aux médecins que, dans les maladies, les organes et les tissus subissent des altérations diverses de leurs propriétés physiques et chimiques, de leur texture, de leurs rapports. Aussi jamais l'anatomie pathologique n'a encouru les risques d'une négation absolue, comme cela est arrivé pour la nosologie. Il n'y a d'erreur que dans l'assignation du rang qu'elle doit occuper. Constamment le domaine en a été confondu avec les domaines voisins; et c'est par ces empiétements, par l'absence de délimitation légitime que l'anatomie pathologique a été méconnue. La question, par conséquent, que nous avons à poser est celle-ci : La lésion existe-t-elle à titre distinct de la maladie, de la cause et du symptôme ? Quel est, dans les affections contre nature, le rôle légitime de la lésion ? Quel rang, par suite, doit être attribué, dans le cadre des sciences médicales, à l'anatomie pathologique?

Dans toute la tradition médicale, la notion de la lésion a été faussée, parce qu'une analyse insuffisante des phénomènes morbides la laissa dans le vague.

Pour Hippocrate et pour ceux qui relèvent ou prétendent relever de ce grand maître, nous avons vu quel était leur embarras de discerner la maladie de la cause. Ils n'arrivent à une distinction qu'en limitant l'expression de la maladie à l'action de la force médicatrice : dans cette explication, l'influence de l'eau, de l'air et des lieux constitue l'influence morbifique, la cause qui altère l'organisme ; et la maladie est la réaction de la force vitale, chaleur intégrante, contre la désorganisation. Mais la théorie des hippocratistes, on le voit, ne sépare aucunement la cause de la lésion : ici donc, confusion et désordre.

La tradition galénique tout entière s'en réfère à la fameuse division de Galien. Les affections contre nature sont de trois ordres : causes, maladies, symptômes. Les termes de cette division semblent exclure la lésion. Elle existe pourtant pour les galénistes ; elle est un intermédiaire entre la cause et le symptôme : mais il leur est impossible de la différencier d'avec la maladie. Cette confusion de deux notions, cette identification de la maladie et de la lésion est si complète dans la pensée de Galien que, s'il divise les maladies, on croirait entendre une division des lésions. Il y a, pour lui et son école, trois classes de maladies : 1° maladies des solides ; 2° maladies des liquides ; 3° maladies des forces ou des qualités élémentaires. Alors la confusion se complique ; cette distribution de la maladie réunit sous une même conception la lésion et la cause. Pour le galénisme donc, impossibilité de poser les limites de ces trois termes si radicalement distincts : la cause, la maladie, la lésion.

Dans ces derniers siècles, l'impulsion donnée à l'anatomie devient le point de départ de ces nombreux travaux anatomo-pathologiques qui font justement l'orgueil de la science moderne. Il semble que le développement prodigieux de cette science de la lésion eût dû amener sur ce point une rectification des erreurs d'Hippocrate et de Galien : il n'en fut rien. Au contraire, à mesure que l'anatomie pathologique fixait l'attention par ses merveilleux renseignements, elle acquérait, aux yeux des médecins, une plus grande importance et concentrait sur elle la préoccupation des études médicales. Alors, par un sophisme familier à l'esprit humain, la portée de ces études du jour fut exagérée ; les autres sciences médicales, nosologie, étiologie, séméiotique, s'effacèrent devant l'anatomie pathologique; plus d'une fois même elles virent leurs droits sacrifiés aux prétentions de la science privilégiée.

Rappelons la pensée de l'illustre Morgani, formulée dans le titre même de son grand ouvrage : *De sedibus et causis morborum per anatomen indagatis.* La lésion est assimilée à la cause.

L'école iatro-mécanicienne revendique une large part dans les travaux de l'école moderne. Fondée par Boerhaave, sous l'inspiration de la philosophie cartésienne, elle part de ces deux erreurs fondamentales : la dualité de l'homme, et la conception du corps humain comme une machine relevant uniquement des lois de la physique et de la mécanique. De la dualité de l'homme il suit que les maladies sont le lot du corps, exclusivement ; de l'organisation mécanique du corps il suit nécessairement que l'idée de la maladie se réduit à la perturbation d'un ou de plusieurs rouages de la machine humaine. La maladie pour les iatro-mécaniciens est donc identique à la lésion.

Pinel, venu plus tard, porta la confusion à ses dernières limites. La cause, la maladie, la lésion se rencontrent, se mêlent dans cette nosologie, sans qu'il soit possible d'y reconnaître la pensée d'une distinction.

Est-ce que, depuis Pinel, les efforts sont plus heureux? Solidistes, humoristes dynamistes, syncrétistes se débattent sous la nécessité d'une délimitation, sans qu'aucun d'eux ait réussi à l'établir nettement.

La lésion n'a donc pas sa place distincte dans les cadres scientifiques. Tantôt on l'installe en parasite dans un département voisin, tantôt une place lui est faite violemment par l'expropriation du voisinage. Des conséquences effrayantes résultent de cet état de choses. Ce n'est pas seulement une confusion, toujours déplorable dans la science; une logique impitoyable se charge de châtier toutes les erreurs. Dans ces révolutions incessantes, qui suppriment au profit de la lésion tantôt les causes, tantôt les maladies, parfois même les unes et les autres, la science s'ébranle, perd la fermeté de ses bases et s'anéantit. A ce spectacle de mutation sans fin, les esprits perdent confiance, et l'aboutissant fatal est le scepticisme, c'est-à-dire le néant avec le découragement, la pire de toutes les situations.

Si maintenant nous renonçons aux préoccupations théoriques des diverses écoles pour faire appel aux modes de connaissances les plus élémentaires, l'expérience et le raisonnement s'unissent pour affirmer de la lésion que c'est une sorte d'affection contre nature, distincte de la cause, de la maladie et du symptôme.

Le sens médical le moins raffiné reconnaîtra sans peine que les tophus et les nodus des goutteux, que les adénites et les ulcérations des scrofuleux, les chancres et les bubons des syphilisants, ne constituent ni la cause ni l'essence de la goutte, de la scrofule ou de la syphilis : ces lésions diverses sont nettement distinctes de la maladie; que si l'observation abandonne ces maladies à produits et à formes multiples pour étudier des espèces plus étroitement circonscrites, nous demanderons si les pustules du derme, dans la variole, peuvent être considérées, soit comme le point de départ de la maladie, soit comme la raison d'être de son évolution. Voyons encore la pleurésie et la pneumonie : est-ce que l'inflammation de la plèvre ou l'hépatisation du poumon ouvrent la scène des phénomènes morbides? Est-ce que ces lésions constituent la maladie, en donnent la raison, ou même sont avec elle dans un rapport constant? Dans toute autre maladie, quelle qu'elle soit, nous constatons sans peine que la lésion est un des phénomènes occupant dans l'ensemble une importance plus ou moins grande, mais ne constituant jamais à lui seul la maladie. Nous avons omis à dessein d'invoquer contre les partisans de la maladie-cause ou de la maladie-lésion le facile et puissant argument des maladies sans lésion.

Reste une grossière objection expérimentale, celle qui consiste à constater dans les maladies de cause externe le rôle considérable de la lésion. Déjà c'est renoncer à toute objection dans la question des maladies de cause interne. Et, même, sur ce terrain de la pathologie chirurgicale, remarquons que, si la lésion est parfois la cause prochaine de tout l'ensemble des phénomènes morbides, elle ne renferme pas toujours la raison de tous ces phénomènes. Qu'un levier, par exemple, brise le tibia : l'action de cette puissance extérieure expliquera facilement la séparation des fragments, l'épanchement sanguin, la douleur, la tuméfaction, l'impossibilité des mouvements ; mais l'action du levier rendra-t-elle compte des accidents qui pourront suivre la fracture, tels que le tétanos, l'érysipèle, la diathèse purulente? Même dans le cas de marche régulière et heureuse de la maladie, l'action du levier ne saurait expliquer les phénomènes consécutifs, résorption du sang, de l'œdème, formation du cal, etc., qui ramènent le membre offensé à l'état normal. Là même, on le voit, la lésion a un rôle distinct, et elle n'est pas la maladie.

Voici quels sont les enseignements de l'expérience. Rappelons d'un autre côté la notion universelle de la lésion ; nous verrons quelles conséquences découlent de cette simple définition. Les lésions sont des dispositions anatomiques contre nature et sont des altérations apparentes des parties du corps humain. Or les lésions, altérations apparentes, sensibles des parties du corps humain ne peuvent être confondues avec les causes qui sont des prédispositions insensibles. La maladie, à son tour, disposition contre nature du composé vivant, ne saurait être assimilée aux lésions, qui sont nécessairement partielles et locales, qu'elles affectent une partie unique ou des lieux multiples, des parties similaires ou des parties dissimilaires, des organes ou des tissus, des liquides ou des solides.

Il y a donc lieu d'assigner à la lésion un cadre distinct dans la distribution des phénomènes contre nature, et cette distinction s'appuie sur des titres aussi légitimes que la distinction entre la cause et la maladie.

ONZIÈME LEÇON

(31 MAI)

DES SYMPTOMES

Le symptôme, d'après Galien, est un phénomène morbide qui suit la maladie comme l'ombre suit le corps. Pour Broussais, le symptôme est le cri de l'organe souffrant.

Sortons des métaphores. Nous pouvons définir le symptôme : une disposition contre nature qui affecte les fonctions et les qualités sensibles du composé vivant.

La négation du symptôme, la confusion de ce phénomène avec les altérations organiques ou avec la maladie elle-même, sont autant de monstrueuses absurdités auxquelles la médecine a eu le bonheur d'échapper ; de tout temps le bon sens médical en a fait bonne et prompte justice. Le symptôme dans une étude pathologique se dévoile avec une netteté qui n'admet pas de transaction, et la notion de la maladie nous rend parfaitement compte de cette entité distincte et caractéristique. Puisque la maladie s'attaque à l'homme tout entier, puisqu'elle est une disposition contre nature du composé vivant, il est tout simple, il est tout naturel qu'elle frappe à la fois et les éléments du composé vivant, et les actes qu'il est destiné à accomplir. Les parties du corps humain, objet de l'anatomie, et les fonctions de l'organisme, objet de la physiologie, traduisent les unes et les autres par des phénomènes propres la perturbation du composé vivant. A l'anatomie correspond la lésion et la science de la lésion ; à la physiologie, le symptôme et la science du symptôme.

Grâce à cette évidence des faits et à l'unanimité qui les

accueille, nous voyons se justifier facilement la division que nous avons substituée à celle de Galien. Les affections contre nature se répartissent légitimement, non pas en trois, mais en quatre ordres :

1° La cause,
2° La maladie,
3° La lésion,
4° Le symptôme.

La notion générale, synthétique du symptôme une fois déterminée, reste à faire l'étude analytique des divers symptômes et à les distribuer.

Puisque le symptôme est une disposition contre nature, affectant les fonctions du composé humain, à chacune de ces manifestations normales peut correspondre une altération déterminée. Il est clair dès lors qu'une étroite corrélation règne entre les données de la physiologie et celles de la symptomatologie ; que la physiologie, si elle est complète, présente dans ses cadres la mesure exacte et la limite du champ des symptômes ; que chacun des actes, chacune des qualités de l'organisme dans l'état normal se manifeste dans l'état morbide par une perturbation particulière. Ce plan d'une séméiotique rationnelle est-il rempli par la science ?

Dans les tableaux nosographiques d'Hippocrate, nous trouvons une variété, une richesse de symptômes, telles que le père de la médecine n'a été dépassé sous ce rapport ni même égalé par aucun de ses disciples. Mais ces symptômes si nombreux, si variés sont simplement énumérés, sans aucun essai de systématisation.

Galien, l'organisateur de la science médicale, est moins riche qu'Hippocrate. Mais nous lui devons une classification des symptômes large et facile, qui constitue pour son auteur un légitime titre de gloire. Les symptômes sont de trois ordres :

1° *Actiones læsæ.*
2° *Excretorum vitia,*
3° *Qualitatum externarum corruptiones.*

Dans le premier ordre (*actio læsa*) se trouvent compris tous les troubles fonctionnels, dans lesquels une fonction est enrayée ou compromise; tels sont les vomissements, la dyspnée, les palpitations, la céphalalgie, le délire, etc. Sous le deuxième titre (*vitia excretorum*) viennent se ranger toutes les déviations du type normal que présentent les divers produits, solides ou liquides, excrétés par l'économie, quelles que soient ces excrétions, intestinales, bronchiques, rénales .. Dans cette section trouvent place naturellement la symptomatologie des urines, celle des sueurs, des fèces, des crachats, etc., etc. Le troisième ordre enfin (*qualitatum externarum corruptiones*) comprend toutes les altérations que présentent les qualités sensibles du corps et des organes ; les changements appréciables par les sens survenus dans la couleur, la température, la consistance, le volume, la fermeté, la souplesse, l'élasticité, la sonorité,.. Il est facile de voir que la percussion et l'auscultation ne sont que des modes d'investigation appelés à saisir quelques-uns de ces changements.

Les cadres de la symptomatologie sont dessinés par Galien avec une richesse de plan qui satisfait largement à tous les besoins de la science. Une preuve frappante de la valeur de cette classification, c'est la facilité avec laquelle non-seulement elle résume la symptomatologie acquise du temps de son auteur, mais encore elle indique les lacunes à combler, et accueille les travaux postérieurs. Seize siècles d'avance la place est préparée aux découvertes d'Avenbrugger, de Laënnec, de Bright. Rien n'est changé par ces travaux à l'ordre du programme de Galien ; c'est tout simplement réponse donnée à quelques-unes de ses questions. Que

Hahnemann, à son tour, vienne exhumer de l'oubli ou rétablir sur la base de l'observation ces symptômes innombrables que nous révèle sa symptomatologie, il n'est pas un fait de cette formidable collection qui ne prenne rang facilement dans la classification galénique.

A côté de ce beau cadre, il est triste d'avoir à constater quelle indigence de faits symptomatologiques présente la science médicale. Déjà nous avons dit que Galien était beaucoup moins riche qu'Hippocrate. Après Galien, de nouveaux oublis diminuent de jour en jour le nombre des symptômes connus et étudiés. Il semble que les médecins désapprennent l'art d'interpréter les symptômes et renoncent, par suite, à porter plus loin un bagage devenu inutile entre leurs mains. A l'époque moderne, Stahl et Boerhaave sont encore plus pauvres que la tradition galénique. Nous avons vu l'école organicienne se condamner à l'aveuglement en confondant la cause, la maladie et la lésion ; nous ne serons donc pas surpris qu'elle ait tenu peu de compte de la valeur de certains symptômes : c'est ainsi que nous voyons Pinel en supprimer un bon nombre pour en faire autant de maladies distinctes de la famille des névroses. Un dernier exemple va nous montrer notre dénûment. La physiologie antique, en posant la question des tempéraments, dont l'influence s'impose à tout l'organisme, avait conduit les médecins à une systématisation complète des signes de l'état normal, à une séméiotique de la santé. Cette séméiotique avait pour données tous les phénomènes que les sens isolés ou associés nous permettent d'apprécier dans l'homme sain : la coloration, l'attitude, le port, le timbre de la voix, l'absence de fétidité, la respiration, la fermeté, la souplesse, le volume des organes, etc. ; la comparaison de l'état sain et de l'état morbide fournissait de précieux renseignements. Ces caractères extérieurs, objectifs, pour parler le langage des Allemands, ont certes leur importance. Eh bien ! que reste-t-il dans l'enseignement moderne de ce département de la symptomatologie? Une physiologie qui, préoccupée exclusivement du côté analytique, du jeu des organes ou des appareils isolés, supprime l'étude de l'homme dans son ensemble, a supprimé chez nous du même coup la partie correspondante de la science du symptôme. Ce n'est pas seulement une lacune à combler, c'est un terrain perdu à reconquérir.

Donnons maintenant un coup d'œil à la marche que nous avons suivie.

Nous venons de tracer le plan complet d'une physiologie et d'une pathologie, en prenant pour base, pour point de départ l'unité substantielle de l'homme et l'unité de l'espèce humaine.

Dans toutes les questions que nous avons abordées, nous sommes partis des données expérimentales, premier mode de la connaissance humaine, pour nous adresser ensuite à un moyen supérieur, le raisonnement, qui nous permet de nous élever des faits aux lois, des lois aux causes.

Nous avons à appuyer finalement nos conclusions sur les vérités révélées de Dieu, sur la foi. Tel est, comme méthode, l'éclectisme chrétien : il consiste essentiellement dans la hiérarchie des méthodes. Nul moyen de connaissance n'est exclu systématiquement ; aucune méthode n'est admise à nier les autres.

Mais elles sont échelonnées d'après la marche naturelle que suit l'esprit humain pour s'élever des données élémentaires de l'observation aux conceptions synthétiques.

Tel est l'ordre que suit la science, la philosophie chrétienne. Si nous renversons l'échelle pour partir de la foi, de la vérité révélée, nous avons, non plus la méthode philosophique, mais la méthode théologique.

Cet éclectisme, qui fait appel à la fois aux efforts de

l'homme et à l'enseignement de Dieu, mérite à la science ainsi constituée le nom de science humaine et divine tout à la fois. Constamment il est tenu compte des droits de l'intelligence de l'homme, des droits de la science de Dieu.

Dans les principes, la sagesse humaine et la sagesse divine se réunissent dans une même formule. D'un côté, c'est Aristote enseignant, avec l'autorité de sa haute raison et des siècles de science dont il est le patron, que l'âme est la forme du corps ; qu'elle le façonne, le régit, le conserve. D'un autre côté, c'est le Saint-Siége prononçant ces paroles infaillibles, comme représentant l'enseignement et le dogme catholiques : *Homo corpore et anima ità absolvitur, ut anima, eaque rationalis, sit vera per se, atque immediata corporis forma.*

Dans la méthode, l'intelligence humaine exerce ses forces en toute liberté, élève l'édifice scientifique aussi haut qu'il lui est possible ; puis la parole de l'Église vient couronner l'œuvre en l'appuyant sur les vérités éternelles.

DOUZIÈME LEÇON

(2 JUIN)

RAPPORTS DES AFFECTIONS CONTRE NATURE

Il ne suffit pas d'étudier analytiquement les faits élémentaires de la pathologie ; il faut encore connaître les rapports qui, dans l'état morbide, unissent les maladies, les causes, les lésions et les symptômes.

Ces rapports sont de trois ordres :

1° Rapports d'association, qui comprennent le concours des phénomènes morbides ;

2° Rapports de succession, ou marche des maladies ;

3° Rapports de causalité, ou pathogénie.

1° RAPPORTS D'ASSOCIATION

La loi, le principe d'ordre de toute association est la hiérarchie. C'est ainsi que, dans l'infinie variété des êtres de la création, la loi d'association consiste dans la distribution hiérarchique des degrés successifs de l'être, depuis les corps bruts qui sont au bas de l'échelle jusqu'à l'homme qui en occupe le sommet. Dans toute la série de cette échelle, un seul principe nous éclaire : la subordination des caractères. La nature brute tout entière est contenue dans le végétal, que l'animal contient à son tour, pour se résumer dans l'homme. Dans tout être vivant, les organes dominent les fonctions, dominés à leur tour par l'organisme général qui est soumis à la force intérieure, au principe d'action, à l'âme.

Il n'est pas jusqu'aux appareils isolés et aux fonctions particulières dont les départements et les organes ne soient classés hiérarchiquement suivant leur rôle individuel dans l'accomplissement du but commun.

Dans l'association des affections contre nature, la cause antérieure à la maladie lui est encore supérieure. Il suffit, pour s'en rendre compte, de rappeler l'adage de bons sens *sublatâ causâ tollitur effectus*, lequel, on le sait trop bien sur le terrain médical, ne peut se retourner au profit de l'effet.

La maladie, à son tour, disposition contre nature du composé vivant, domine la lésion, qui n'est qu'une conséquence de la disposition générale sur une partie de l'organisme. La lésion, enfin, est au-dessus du symptôme, par la raison que l'agent est supérieur à l'acte. Les affections contre nature se distribuent donc facilement dans l'ordre suivant :

1° Cause,

2° Maladie,

3° Lésion,

4° Symptôme.

D'ailleurs, toute cette question des rapports entre les affections contre nature est dominée par les lois qui président à tout ensemble hiérarchique, et ces lois en expriment le résumé le plus facile. Rappelons les formules de ces lois empruntées à la scolastique et que déjà, en traitant de la physiologie, nous avons appliquées à la série des êtres :

In rebus ordinatis :

1° *Perfectius continet imperfectius ;*

2° *Infimum supremi attingit supremum infimi;*

3° *Quæ sunt dispersa in inferioribus sunt unita in superioribus.*

1° Le premier principe est l'expression abrégée de ce que nous venons de constater en distribuant les affections contre nature dans l'ordre précédemment indiqué : causes, maladies, lésions, symptômes : *Perfectius continet imperfectius.*

2° Le deuxième principe se vérifie aisément en pathologie. Rien de plus facile que de retrouver à un degré quelconque de l'échelle les attributs les plus élevés de l'échelon inférieur : *Supremum infimi attingit infimum supremi.*

Les symptômes les plus élevés se rapprochent tellement des lésions les plus élémentaires, que souvent la distinction n'en est pas parfaite. La rougeur symptomatique de la peau comparée à la fluxion, la jaunisse symptomatique d'une affection des voies digestives comparée à l'ictère nous offrent des exemples de ce rapprochement.

Les lésions graves sont souvent pour une part si grande dans la maladie, qu'elles semblent la constituer exclusivement. Il suffira de citer la pneumonie, si généralement définie une inflammation du parenchyme pulmonaire, tellement la lésion, par son importance, masque à certains yeux la maladie, dont elle n'est cependant qu'un phénomène.

Enfin la maladie elle-même, dans son expression la plus générale, se rapproche tellement de la cause, que grande est la difficulté de séparer la disposition (maladie) de la prédisposition (cause).

Partout les transitions entre les divers faits élémentaires sont si bien ménagées qu'elles expliquent jusqu'à un certain point les erreurs d'une analyse insuffisante. Uniquement préoccupés des points de contact (*natura nunquam facit saltus*), on a méconnu les différences fondamentales qui séparent les anneaux de la série.

3° Enfin les faits supérieurs comprennent et résument tout ce qui est au-dessous d'eux : *Quæ dispersa sunt in inferioribus unita sunt in superioribus.*

Ainsi les symptômes viennent se grouper autour de la lésion. Dans une ophthalmie, par exemple, toutes les expressions de l'état morbide, la douleur, la rougeur, le larmoiement, la photophobie, etc., s'expliquent sans peine par l'inflammation des membranes de l'œil.

Il est facile encore, sans prodiguer les énumérations, de montrer que les lésions diverses de la goutte, du rhumatisme, de la syphilis, de la fièvre typhoïde sont toutes comprises dans la notion de la maladie génératrice.

Les maladies, finalement, rentrent à leur tour dans la cause. Les maladies si nombreuses qui proviennent du genre scrofuleux, depuis certaines *croûtes de lait* de l'enfant jusqu'aux fistules intarissables du vieillard, ne sont-elles pas toutes réunies dans la cause unique de la scrofule?

Nous pourrions poursuivre ce point de vue dans les détails de la question; montrer, par exemple, que la loi de hiérarchie régit l'association des symptômes entre eux, aussi bien que des maladies et des lésions. Mais contentons-nous de cette notion générale, et voyons quelles lois nouvelles régissent l'association des affections contre nature considérées espèce par espèce.

RAPPORTS D'ASSOCIATION DES SYMPTÔMES

Les symptômes s'associent fréquemment de manière à former des faisceaux, des groupes déterminés, dont la connaissance est précieuse pour la séméiotique. Il va sans dire que ces groupes se forment non pas au hasard, mais d'après un type défini, sous l'influence de la maladie qui attaque le composé vivant. Mais reste à se demander quel est le mode d'union de ces symptômes entre eux, quelle loi régit leur association.

Ces groupes de symptômes n'avaient pas échappé à l'observation des anciens, qui les désignèrent sous le nom de syndromes: telles étaient pour eux ces associations symptomatiques si familières dans le langage médical, et pourtant si mystérieuses, que l'on a appelées la *fièvre*, l'*état bilieux*, la *malignité*, la *cachexie.* Ils essayaient, mais en vain, de relier les symptômes divers d'un de ces syndromes par un rapport de causalité qui fît de l'un des phénomènes le point de départ de tous les autres.

La question est donc toujours posée par la science : comment s'unissent les symptômes? Prenons un exemple. Sydenham nous trace de l'hydropisie un tableau symptomatique aussi net que concis : « *Sitis intensa, cutis sicca, urinæ paucæ.* » Sydenham aurait pu sans peine agrandir le cadre de sa description, parcourant toutes les sécrétions chez l'hydropique, pour en constater la diminution. Il fût arrivé ainsi à reconnaître un caractère commun à tous ces symptômes, l'appauvrissement de toutes les sécrétions, par suite d'exagération dans l'exhalation péritonéale.

Ce que nous disons de l'hydropisie, nous pouvons le dire d'autres maladies : les symptômes s'unissent par un caractère commun, par accidents communs.

TREIZIÈME LEÇON

(3 JUIN)

RAPPORTS D'ASSOCIATION DES LÉSIONS

Les lésions présentent, comme les symptômes, des groupes naturels tellement déterminés, que l'expérience la plus vulgaire a constaté le fait. Qui ne connaît, par exemple, les rapports si étroits qui unissent les fluxions mammaires aux lésions de l'utérus, l'ascite aux lésions du foie?

Si nous appliquons le raisonnement à cette donnée expérimentale, nous affirmons facilement que ces groupes de lésions se constituent sous l'empire de la maladie. Mais énoncer la cause éloignée de laquelle relève cette association ne satisfait pas pleinement aux besoins de la science : il serait heureux de pouvoir, de plus, donner la raison physiologique de cette apparition simultanée de lésions diverses par leur siége et par leur nature.

On a distribué ces rapports en deux grandes classes :

1° Rapports de lésions par synergie des organes lésés. C'est ainsi qu'avec la gibbosité s'associent fréquemment des lésions du poumon et du cœur, avec l'inflammation de la plèvre une pneumonie superficielle ou une névrite intercostale, parce que ces organes sont appelés à concourir pour l'accomplissement d'actes communs.

2° Rapports de lésions par sympathie d'organes lésés. Sous ce titre se rangeraient les groupes suivants : l'inflammation des méninges et la perversion de la sécrétion biliaire ; l'albuminurie et la myélite ; l'herpès préputial et l'érythème de la muqueuse gutturale.

Dans la première espèce de rapports, le fait primitif d'association des lésions est attribué à un fait plus élevé, l'association des organes par une fonction commune. Il y a là une véritable explication, une raison du phénomène.

Quant à la seconde espèce, en disant sympathie d'organes pour expliquer une association de lésions, on a simplement créé un mot nouveau, et non un sens plus élevé. Or, une synonymie ne fut jamais une interprétation valable.

Pénétrons donc plus profondément dans l'étude de la question.

L'ordre des rapports le plus apparent, le plus simple de tous, auquel on a tenté fréquemment, sans succès, de ramener tous les autres, c'est la connexion des organes par continuité ou par contiguïté. Les faits en sont nombreux ; par exemple, l'inflammation des vaisseaux lymphatiques et l'adénite, un foyer local de putréfaction et l'infection du sang, l'inflammation de la peau et l'œdème du tissu cellulaire, l'obstruction des vaisseaux et l'anasarque, l'inflammation des séreuses et celle des parenchymes sous-jacents et internes, etc.

Les rapports de lésions par solidarité des organes lésés constituent une seconde classe très-importante. Qu'une affection aiguë des voies digestives se déclare, la lésion de l'estomac ou de l'intestin aura pour corollaire immédiat une stomatite. Voyons aussi quelle série de désordres peut escorter une lésion organique du cœur : apoplexie pulmonaire, hémorragie cérébrale, cirrhose du foie, déperdition d'albumine par le rein, etc., etc.

Une théorie physiologique basée sur l'observation anatomique est appelée à rendre compte de bon nombre de rapports jusque-là incompris. Sous le nom de sphères de vitalité, on peut embrasser les divers groupes d'organes qui, contigus ou séparés par des intervalles, sont soumis, dans la période embryonnaire, à une apparition et à une évolution simultanées. Ces organes d'une même sphère de vitalité, assujettis à une même influence originelle, participent par suite à une même vie. Ainsi s'expliquent parfaitement certains rapports compris dans le vaste ensemble des groupes dits sympathiques, par exemple, les tumeurs anales et la laryngite des hémorroïdaires, la phthisie laryngée et la fistule à l'anus chez les tuberculeux; l'inflammation des synoviales se propageant à la peau dans le rhumatisme; l'érysipèle du cuir chevelu avec l'inflammation des méninges, malgré l'intégrité de la calotte osseuse qui sépare ces deux enveloppes, etc., etc.

Enfin, en dehors de toutes ces classes, une immense lacune reste à combler. Nombre de groupes de lésions ne nous présentent aucune raison appréciable autre que la maladie génératrice. Telles sont les connexions que l'on pourrait appeler connexions par les diathèses, c'est-à-dire par les maladies à produit morbide constant et à siége variable: de ce nombre sont les lésions du cancer, du tubercule; de ce nombre encore sont des altérations si variées de la diathèse purulente, foyers des articulations, abcès multiples des parenchymes, nappes purulentes des séreuses, transformation du sang en pus, etc., etc. A d'autres groupes il manque même un nom pour exprimer la relation de causalité, complétement inconnue, qui régit l'association des lésions. Comment s'explique, par exemple, dans certains croups, la généralisation de la fausse membrane sur tous les téguments muqueux? Quel est, dans la morve, le rapport des lésions si diverses que présente la maladie? Et le problème que nous posons ici, nous pouvons le poser également pour la syphilis, la dartre, la goutte, la fièvre typhoïde et une foule d'autres maladies. Nous sommes condamnés à tout rapporter simplement à l'influence de la maladie; entre cette raison et le groupe de lésions, tout intermédiaire nous fait défaut.

RAPPORTS D'ASSOCIATION DES MALADIES

Deux ou plusieurs maladies peuvent-elles s'associer chez le même malade, évoluer simultanément? Et quel en est le mode d'association?

La science médicale de l'antiquité ne reculait devant aucune combinaison des maladies. A la doctrine hippocratique des causes morbifiques extérieures à l'homme, variant à l'infini, pas plus qu'à la doctrine galénique des maladies *a solidis, ab humoribus, a qualitatibus,* il ne répugnait d'accepter la possibilité de maladies multiples se développant sur le même sujet, comme se développeraient des plantes côte à côte sur le même sol.

Hunter, qui reprit la question, nia absolument l'association de maladies. Les fièvres éruptives, presque inconnues des anciens, venaient d'être étudiées admirablement par les nosographes modernes. Un des caractères de la marche de ces maladies avait été rigoureusement mis en lumière : la victoire de l'une d'elles dans le cas de rencontre avec une de ses congénères. C'est le fait qui servit de point de départ aux convictions de Hunter et de base à sa doctrine.

L'observation, quand on la consulte, dément à la fois ces deux solutions extrêmes et nous apprend que la vérité est entre les deux. Elle nous fait voir des associations fréquentes, mais dont la diversité réclame une classification.

Les *complications* comptent parmi les faits les plus familiers de l'expérience médicale. Tout le monde sait combien elles sont fréquentes et redoutables, quelles difficultés cette invasion d'un ennemi nouveau suscite au médecin. Dans la phthisie, la complication de l'hydrothorax laisse au travail de tuberculisation toute liberté, mais impose à l'organisme une nouvelle source de souffrances et de nouvelles chances de mort. Dans la fièvre typhoïde, une perforation péritonéale ou une hémorragie intestinale ajoutent tous les périls de la péritonite et de l'hémorragie aux périls persistants de la maladie première. Les complications sont donc des maladies nouvelles qui, survenant dans un organisme déjà attaqué d'autre part, suivent leur évolution, sans suspendre l'évolution de la maladie primitive.

Existe-t-il ce qu'on appelle une *maladie complexe*, c'est-à-dire un état dans lequel deux ou plusieurs maladies, écloses simultanément, marchent simultanément dans le même individu? Le fait n'est pas douteux, et un exemple facile suffira à rappeler sur ce sujet les leçons de l'expérience. Qu'un malheureux, prédisposé à la scrofule, s'expose à un commerce impur; nous pourrons voir apparaître et marcher la redoutable triade de la scrofule, de la blennorrhagie et de la syphilis. Et si nous nous demandons comment ont pu s'associer ces maladies diverses, un principe, déjà riche en conséquences précédemment énoncées, nous en donnera la raison: l'influence commune de la scrofule, de la blennorrhagie et de la syphilis sur les ganglions lymphatiques constitue entre elles le trait d'union. *Quomodo uniuntur substantiæ? Per accidens commune.*

Enfin existe-t-il des maladies *composées*, c'est-à-dire des maladies qui, dans une union naturelle, comprennent deux ou plusieurs maladies, comme un composé chimique contient des éléments fondus par la force d'affinité? La question est difficile, et une solution tranchante serait hâtive. Disons toutefois que les probabilités sont pour l'affirmative. Lorsque, par exemple, un érysipèle coïncide, ce qui est fréquent, avec la fièvre typhoïde, tout l'état du malade est tellement influencé par la simultanéité des deux faits, que le départ entre les deux est presque impossible. Il n'y aurait, d'ailleurs, dans cette conception rien de plus étrange, de plus exceptionnel que le fait des hybrides et des mulets dans les espèces naturelles.

QUATORZIÈME LEÇON

(4 JUIN)

RAPPORTS DE SUCCESSION DES AFFECTIONS CONTRE NATURE OU MARCHE DES MALADIES

Sur ce terrain, l'art hippocratique brille de tout son éclat. On sait quelle place occupe la prognose dans les livres du Père de la médecine. C'est qu'en Grèce la question favorite pour la science, le problème le plus sérieux pour l'art médical, c'est le pronostic de la maladie. Pour que la solution du problème fût possible, il fallait que les phénomènes morbides dans leur succession fussent assujettis à des habitudes précises : c'est ce qu'affirme hautement Hippocrate en comparant l'évolution des maladies au développement régulier des êtres naturels. Il fallait encore que la succession des phénomènes morbides, que la marche des maladies fût soumise à une étude profonde : aussi quelle supériorité sous ce rapport est assurée à la médecine antique sur les écoles modernes! La prognose antique a atteint des limites qui n'ont pas été dépassées ; tout au plus la science moderne, impuissante à les atteindre, s'est efforcée parfois de les nier et de mutiler la question.

1° La première question de la marche des maladies, c'est la question de leur durée. Hippocrate établit la distinction traditionnelle en : 1° maladies aiguës à terme prochain, et 2° maladies chroniques à terme indéfini. Telle est la préoccupation de la prognose, que les maladies chroniques, qui sont trop évidemment réfractaires à une détermination rigoureuse, sont presque éliminées du cadre de la médecine et renvoyées dédaigneusement aux baigneurs.

Quant aux maladies aiguës, la prudence d'Hippocrate commence par faire une réserve : « *In acutis non omnino tutæ sunt prænotiones nec vitæ nec mortis.* » Mais, une fois cette concession faite aux éventualités, aux surprises de l'avenir, la marche de ces maladies est l'objet d'une étude faite avec amour et poussée aux dernières limites de l'analyse.

2° Après la durée absolue des maladies viennent les types qui caractérisent la marche de la maladie. Ces types sont au nombre de trois : 1° la continuité ; 2° l'intermittence ; 3° la périodicité.

La continuité est le type des maladies dans lesquelles la manifestation des phénomènes morbides est incessante : la plupart des maladies aiguës sont dans ce cas. La maladie continue présente deux temps bien distincts : une rémission et un paroxysme : telle est la pneumonie, où il est si facile de constater la rémission du matin et le paroxysme du soir. L'ensemble d'une rémission et d'un paroxysme constitue, pour l'art hippocratique, le jour médical, notion importante et trop souvent oubliée. Dans le type continu se présentent secondairement trois rhythmes divers :

1° Rhythme *croissant*, dans lequel les phénomènes vont sans cesse en s'aggravant, dans la péritonite, par exemple ;

2° Rhythme *constant ;*

3° Rhythme *décroissant.*

Le type intermittent est celui dans lequel la maladie procède comme si elle se répétait à intervalles réguliers ; ces reprises de la maladie s'appellent des *accès*. Il suffit de rappeler le groupe si connu des fièvres intermittentes. Les variétés de ce type s'établissent d'après la durée de la suspension qui sépare deux accès : les principales de ces variétés sont l'intermittence quotidienne, l'intermittence tierce et l'intermittence quarte. Dans chaque accès, des *stades* jalonnent la marche des phénomènes morbides; les fièvres du moins nous ont familiarisés avec les trois stades de frisson, de chaleur et de sueur. Cette distribution de l'accès par stades nettement déterminés par l'expérience avait, de plus, pour l'hippocratisme l'avantage de rapprocher merveilleusement la théorie physiologique de la coction et les trois stades de crudité, de coction et de crise.

Le type périodique est celui dans lequel la maladie, suspendue pour un temps plus ou moins long, se répète à des intervalles irréguliers. Les reprises de la maladie s'appellent des *attaques*. A ce type se rapportent la goutte, l'asthme, la migraine, la maladie hémorroïdaire, etc. Cette marche de la maladie par attaques, par bonds, par *insultus*, doit être distinguée nettement des récidives. Les attaques se présentent parfois avec une tendance à répétitions de plus en plus rapprochées ou de plus en plus distantes; elles peuvent, en outre, être sollicitées plus ou moins facilement : ainsi le sont les attaques de goutte et d'hémorroïdes sous l'influence d'applications locales. Les rédicives, au contraire, sont des invasions nouvelles d'une maladie antérieurement subie ; elles ne sont en aucune façon sous la dépendance de nos moyens d'action. Dans chaque attaque on distingue des *accès*; ils sont manifestement espacés chez les goutteux. Dans chaque accès, enfin, on signale des *stades*.

3° Quelle que soit la durée de la maladie, quel qu'en soit le type, la succession des phénomènes morbides accuse nettement des *périodes* distinctes. Des coupes diversement faites dans la série des phénomènes ont tantôt multiplié, tantôt restreint le nombre des périodes. Signalons seulement les trois périodes : 1° d'*invasion* ; 2° d'*état* ; 3° de *terminaison*, et remarquons que ces périodes sont susceptibles d'intercalation : c'est ainsi qu'avant l'invasion se placent les *prodromes*; avant la période d'état, la période d'*augment*.

Les prodromes se présentent par phénomènes isolés, variables dans leur nombre et dans l'ordre de leur apparition, Une fièvre typhoïde pourra, dans la période prodromique. n'avoir pour phénomènes nettement accusés que la céphalalgie ou la lassitude; une autre, que les vomissements; une troisième réunira ces signes et d'autres encore. L'étude attentive des prodromes, de leur caractère plus ou moins saillant, de leur fréquence relative d'association dans les maladies, est la condition nécessaire du diagnostic que l'on est souvent appelé à faire en présence d'une maladie naissante.

La période d'invasion comprend deux termes, le *début* et *l'augment*. Le début est caractérisé par l'apparition simultanée, par la réunion des phénomènes constitutifs de la maladie : il était fixé sagement par les anciens au moment où se présente ce qu'ils appelaient le concours des symptômes, *concursus symptomatum*. La période d'augment lui succède. C'est à partir du début que se comptaient les jours dits *critiques*, auxquels la médecine ancienne attacha tant d'importance. Lorsque les médecins, à notre époque, ont voulu ridiculiser et renverser la doctrine des jours critiques, il eût été prudent de leur part, et digne de la science qu'on prétendait réformer, de s'enquérir du sens que la tradition attachait au mot *début* et de la règle qu'elle avait posée pour fixer ce point de départ. Il n'eût pas été moins utile de lui demander une seconde définition, celle du jour médical, et de ne pas mesurer par le jour astronomique une période bien différente, variable avec le type, composée, par exemple, dans le type continu, avec une rémission et un paroxysme. En définissant ainsi les termes de la question, on serait arrivé peut-être à des conclusions moins divergentes, et, à coup sûr, moins préjudicielles et moins présomptueuses.

Dans la période d'état, la maladie se dessine avec tout l'ensemble de ses phénomènes constitutifs, chacun avec leurs caractères particuliers.

La maladie, finalement, épuise sa course dans la période de terminaison.

Nous voyons avec quelle précision la science hippocratique avait jalonné la marche régulière de la maladie. Il reste cependant encore des *desiderata* dans cette question de la succession des phénomènes morbides et de la marche de ces phénomènes ; contentons-nous de les exprimer. Il faudrait encore, dans chaque lésion, étudier toute la succession des phénomènes, l'évolution entière de la lésion ; quels phénomènes successifs, par exemple, quelles périodes présente l'ulcération intestinale de la fièvre typhoïde, ou l'épanchement de la pleurésie, ou l'hépatisation de la pneumonie, suivant les formes, les variétés, les terminaisons diverses de la maladie? Dans un symptôme, de même, dans le délire par exemple, il serait important de savoir quelle est la suite des phénomènes, quel en est le début, l'état, la fin.

Restent enfin deux questions à développer :

1° Entre les périodes d'une maladie il peut se produire une infinité de changements qui rompent avec la marche régulière : *Qualis a qualibus*, dit Hippocrate. Galien nous dit à son tour : *Inspiciendæ morborum vices et ex quibus in quas mutantur.* » Quelles sont les *phases* des maladies ?

2° Les terminaisons de la maladie sont multiples. La terminaison à laquelle tend l'art médical, c'est le retour à la santé. Mais il peut y avoir des rechutes, des récidives. Des lésions consécutives restent souvent, trace persistante de la maladie. La mort, enfin, peut survenir : mort tantôt subite, tantôt s'accomplissant par une lutte plus ou moins longue, l'agonie. — Quelles sont les *terminaisons* de la maladie ?

QUINZIÈME LEÇON

(5 JUIN)

PHASES DES MALADIES

Οια εξ οιων... (HIPPOCRATE.)

Les changements accidentels qu'on observe dans le cours des maladies, les déviations de la marche régulière sont de trois sortes :

1° Les épigénèses,
2° Les métaptotes,
3° Les métastases.

1° *Epigénèses*

L'expérience de tous les jours constate que le cours régulier des maladies est fréquemment interverti par l'action de causes extérieures : changements météorologiques, diététique des maladies, émotions morales, enfin agents médicamenteux. Sous l'influence de ces causes se présentent des phénomènes nouveaux. Ce sont ces changements, dus à des circonstances extérieures, étrangères à la maladie, surajoutées et, pour ainsi dire, greffées sur la maladie originelle, qu'on a appelés du nom d'épigénèses.

Il y a d'abord épigénèse de maladie alors que, sous l'influence extérieure, une maladie nouvelle vient compliquer la maladie primitive. Ainsi un drastique peut donner naissance à une entérite, une indigestion chez un typhoïde amènera la péritonite ; un topique servira de cause instrumentale à un érysipèle.

Il y a épigénèse de lésion. Un cataplasme appliqué sur un phlegmon, une bandelette de diachylon feront surgir des vésicules d'eczéma. Une blennorrhagie simple pourra, sous l'influence d'excès vénériens, d'écarts de régime, se continuer par des lésions bien autres, chaudepisse cordée, lymphite, adénite, phlébite de la verge, cystite, néphrite même pouvant aboutir à la mort. On verra une pneumonie, sous l'influence du vésicatoire, s'accompagner d'un épanchement pleural. Un simple écoulement utérin, par le refroidissement, par une excitation imprudente, peut s'aggraver d'inflammation de l'utérus, de l'ovaire, du péritoine : d'un point de départ bien inoffensif en apparence, le chemin s'aplanit vers le terme fatal, la mort.

Enfin il y a épigénèse de symptôme. La peur donne fréquemment des palpitations, des lipothymies, de la diarrhée : la même cause peut aller jusqu'à la syncope, au délire nerveux et à leurs conséquences.

Nous n'avons cité jusqu'à présent que des additions fâcheuses à la maladie originelle. Il peut y avoir cependant des épigénèses heureuses. Combien de fois des causes extérieures amènent une perturbation salutaire dans la marche de la maladie : évacuation, diaphorèse, etc. ! N'a-t-on pas vu souvent une émotion vive révolutionner la maladie et ramener presque miraculeusement l'harmonie vitale dans un organisme défaillant ?

2° *Métaptotes*

La métaptote est une espèce de changement qui ne peut être attribué à aucune action extérieure appréciable, et que l'on rapporte, par suite, à une disposition accidentelle de l'individu malade. Ces changements peuvent atteindre la maladie elle-même ou seulement une lésion ou un symptôme.

On voit l'allure des maladies se modifier tout à coup, l'ensemble des phénomènes s'altérer, le terme prévu s'échanger contre une autre éventualité. C'est ainsi qu'une fièvre de lait, normalement bénigne, peut finir par un abcès du sein ; une maladie simple, revêtir tout à coup le caractère de la malignité, c'est-à-dire présenter la déroute complète des fonctions végétatives et l'imminence de la mort. De même la marche régulière d'une plaie, d'une opération chirurgicale, d'un accouchement va tourner à la diathèse purulente. Ces revirements sont trop fréquents pour qu'il soit nécessaire d'y insister longuement.

L'échange se fait aussi d'une lésion à une autre. L'inflammation de la stomatite peut tourner à la carie dentaire, l'engorgement ganglionnaire de l'angine aux strumes. Un lichen sera remplacé par le psoriasis, un eczéma par des squammes. Chez un tuberculeux une simple contusion anale risque de donner lieu à un abcès, qui lui-même servira de transition à une fistule. La syphiliologie nous offre un exemple saisissant de métaptote de lésion dans le fait que M. Ricord a appelé transformation du chancre sur place : le chancre primitif s'indure puis s'échange d'emblée contre une plaque muqueuse.

Il y a également métaptote de symptômes, et certaines maladies ont surtout le privilége de cette manifestation multiple. C'est ainsi que dans l'asthme le symptôme de la dyspnée s'échange contre la toux, la sputation, la flatulence.

Il y a des métaptotes évidemment fâcheuses, il peut y en avoir d'heureuses. Une variole grave qui se résout par une éruption franche, un phlegmon de la gorge qui se juge par un flux catarrhal, constituent des métaptotes salutaires. Ces métaptotes heureuses ne sont pas rares dans les fièvres éruptives des enfants : ainsi s'expliquent ces avortements presque subits de la maladie qui réjouissent le praticien, autant que parfois ils le déroutent.

3° *Métastases*

La signification étymologique du mot métastase est le déplacement, le transport d'une partie sur une autre. Il va sans dire que la maladie qui atteint l'homme tout entier, et non une partie, ne peut éprouver de métastase.

Mais y a-t-il des métastases de lésion, de symptômes, des déplacements de tout un faisceau de lésions et de symptômes, de ce qu'on appelle l'affection ? Les exemples en sont nombreux : l'orchite qui se substitue à la blennorrhagie ; l'oreillon, à l'orchite ; l'angine, la méningite, à l'éruption scarlatineuse ; la méningite, la broncho-pneumonie double, à la rougeole. Fréquemment il y a combinaison de métastase et de métaptote, c'est-à-dire à la fois déplacement et changement d'affection : dans le rhumatisme articulaire aigu fébrile, les articulations se trouvent libérées et il s'opère une métastase sur l'endocarde et le péricarde, avec métaptote grave. Le siége et l'affection dans la goutte se transportent de l'orteil à l'estomac, au cœur, au poumon. Que les tumeurs et la fluxion anale se suppriment chez un hémorroïdaire, il est fréquent de voir surgir une affection du cœur ou de l'aorte ; de l'aortite une voie nouvelle s'ouvrira vers l'œdème du poumon, la cirrhose du foie, l'anasarque, l'albuminurie, l'hémorragie cérébrale : métastase et métaptote.

La métastase peut amener une affection plus grave que l'affection primitive. Et, comme on le voit facilement, cette gravité de la métastase est due, soit à la noblesse de l'organe secondairement atteint, soit à la gravité même de l'affection nouvelle.

Il y a, d'un autre côté, des métastases heureuses. La fluxion de la peau remplace avantageusement la fluxion articulaire du rhumatisme. Il en est de même de la salivation, de la diarrhée, d'une éruption cutanée qui se substituent à une méningite. L'ascite s'échangeant contre une diaphorèse ou une polyurie ; la dyspepsie, la gastralgie flatulente du goutteux se remplaçant par un tophus de l'orteil, la rougeole maligne se réglant par l'éruption, sont autant de métastases heureuses. La métastase heureuse prend le nom de *diadoque ou diadoche;* et, par une raison inverse de celle que nous avons donnée dans la métastase grave, elle est heureuse, tantôt en raison de la noblesse moindre de l'organe atteint (*à nobiliori ad vilius*), tantôt en raison de la gravité moindre de l'affection nouvelle.

Cette étude des phases des maladies n'est pas seulement un chapitre curieux dans l'histoire des affections contre nature. La science et l'art y gagnent : l'une, des difficultés nouvelles dans sa tâche, mais, par compensation une extension de son domaine ; l'autre, une méthode plus complexe, mais plus puissante. Les tableaux nosographiques s'agrandissent par la détermination des changements (épigénèses, métaptotes, métastases) familiers à la maladie, suivant les conditions auxquelles est soumis le malade, circonstances extérieures, ou dispositions constitutionnelles. Le diagnostic arrive plus sûrement à la maladie par l'interprétation des phénomènes. Le pronostic acquiert une réserve et une portée plus grandes. Enfin, l'art n'étant qu'une imitation de la nature, la thérapeutique est appelée à reproduire le mécanisme des phases, pour diriger la maladie vers une solution heureuse.

TERMINAISON DES MALADIES

Enonçons quelques-unes des questions que présente l'analyse de la terminaison des maladies.

La terminaison la plus fréquente est le retour à la santé. Cette conversion s'accomplit par deux modes distincts : tantôt les phénomènes morbides disparaissent successivement; tantôt le faisceau persistant s'atténue graduellement. La reprise successive ou graduelle des fonctions et leur harmonie succèdent à l'état contre nature.

La convalescence peut être interrompue par une *rechute*. On appelle ainsi un retour de la maladie, avant que le malade ait recouvré l'intégrité de ses forces. Les rechutes sont faciles dans certaines maladies, rares ou même nulles dans d'autres. Elles doivent être distinguées des *récidives*, qui sont des retours de la maladie après le rétablissement du malade, des invasions nouvelles d'une maladie subie antérieurement. Les récidives, à leur tour, suivant les maladies, sont faciles, rares, ou même impossibles.

On a dit souvent qu'une maladie pouvait se terminer par une autre maladie. Il y a là un malentendu. Une maladie peut laisser, une fois guérie, un phénomène consécutif : ainsi le rétrécissement suit une blennorrhagie : la dyspepsie, la diarrhée, l'alopécie, l'otorrhée, la stupidité suivent la fièvre typhoïde ; un rhumatisme laisse des douleurs articulaires, une endocardite ; les goutteux conservent les stigmates de la maladie, tophus et nodus. Ces phénomènes consécutifs pourront à leur tour être le point de départ de maladies ultérieures.

La mort, enfin, terminaison ultime des maladies, présente des modes et des mécanismes divers, qui constituent pour la science des problèmes de la plus haute importance.

Reste en dernier lieu la question des signes de la mort. Le signe le plus simple, le plus caractéristique, le plus constant, c'est la disparition de la chaleur naturelle, l'équilibration entre le calorique du corps et celui du milieu ambiant : la cessation de la vie est indiquée clairement par cette annexion du corps humain au domaine des corps bruts.

SEIZIÈME LEÇON

(7 JUIN)

RAPPORTS DE CAUSALITÉ DES AFFECTIONS CONTRE NATURE OU PATHOGÉNIE

Pour les écoles médicales qui n'ont pu établir une distinction nette entre la maladie, la cause, la lésion et le symptôme, les rapports de causalité entre les diverses affections contre nature se confondent fatalement avec les causes des maladies : la pathogénie n'existe plus à titre de question distincte. Aussi les vagues réminiscences qui en restent sont-elles éparses actuellement dans l'étiologie.

Pour nous, si nous nous rappelons qu'il y a quatre ordres distincts d'affections contre nature, nous reconnaîtrons que la cause s'arrête à la maladie ; que la question étiologique se limite à la production de la maladie elle-même ; que, par conséquent, en dehors de l'étiologie, il reste encore à se demander quel est le mode de production, le mécanisme, si l'on veut, des lésions et des symptômes. Rappelons-nous encore la hiérarchie établie entre ces diverses affections, et nous verrons que la méthode analytique nous oblige à commencer cette étude par la pathogénie des symptômes, pour passer ensuite à celle des lésions.

PATHOGÉNIE DES SYMPTÔMES

Les symptômes, avons-nous dit, sont de trois espèces :

Actio læsa. — Troubles fonctionnels.

Vitium excretorum. — Altération des excrétions.

Qualitatum externarum corruptio. — Altération des qualités sensibles du corps et des organes.

Comment se produit chaque symptôme?

Il est évident qu'il faut d'abord connaître l'état normal des fonctions, des excrétions et des qualités sensibles : alors seulement on peut apprécier l'altération et le mécanisme qui l'a produite. Qu'il se présente, par exemple, un trouble fonctionnel, le mécanisme de la fonction nous rend compte de l'altération de la fonction. Prenons un symptôme particulier, le trouble de la respiration qu'on appelle la dyspnée, et analysons quelques modes de production de ce symptôme.

Le mécanisme de l'appareil respiratoire est celui d'une pompe à air dont les organes principaux sont : un tube aérien rigide; un réservoir multiloculaire, le poumon élastique et doublé d'une enveloppe résistante et dilatable, la cage thoracique; un piston, le diaphragme, secondé par des puissances musculaires agissant aussi sur le thorax; enfin, des nerfs qui président à l'action de l'appareil et de ses diverses parties.

Qu'une tumeur cervicale ou thoracique comprime les cerceaux cartilagineux de la trachée; qu'un corps étranger obture partiellement le calibre trachéal; qu'un simple coryza tuméfie la pituitaire : il y aura dyspnée par défaut de proportion entre la prise d'air et le récipient. Une partie des vésicules pulmonaires peut être devenu imperméable, c'est ce qui arrive avec une hépatisation étendue, une tuberculisation généralisée, un épanchement pleural considérable, un œdème du poumon; les vésicules, tout en conservant leur perméabilité, se dilatent incomplétement par suite d'une blessure du diaphragme, d'une névralgie intercostale, d'une pleurodynie, d'une tuméfaction abdominale : dans ces deux cas, la dyspnée reconnaît pour cause l'inaction forcée d'une partie de l'organe. Du mucus de bronchite irrite la muqueuse laryngée; ou bien l'irritation provient d'une poussière, d'une vapeur, d'un corps étranger quelconque; il se déclare des efforts convulsifs, des quintes de toux, et la dyspnée se produit par altération du rhythme fonctionnel. Une blessure ou une compression des filets nerveux, une pleurodynie amèneront la dyspnée par paralysie des muscles respiratoires. Il est facile encore d'expliquer par des lésions déterminées certains cas de dyspnée : telle est la dyspnée due à l'œdème de la glotte, avec son caractère particulier d'expiration facile avec inspiration pénible; telle est la dyspnée qui coïncide avec les difficultés de la déglutition, dans le cours d'une angine, ou à la suite d'une paralysie du nerf laryngé récurrent. A côté de ces cas déterminés, la pathogénie s'arrête devant certains problèmes non encore résolus, la dyspnée de l'asthme, par exemple, celle de la coqueluche, des spasmes de la glotte, d'autres névroses encore : la dyspnée rentre alors dans la classe des symptômes dont la pathogénie est à faire.

Un travail analogue doit être consacré à chaque symptôme particulier, qu'il soit de ceux qu'on appelle proprement des troubles fonctionnels, ou qu'il appartienne aux deux autres classes qui, sous des noms différents, comprennent des troubles variés des fonctions végétatives. Ce travail comprend nécessairement deux termes corrélatifs : d'un côté, les conditions organiques nécessaires à l'accomplissement normal de la fonction; de l'autre, l'altération organique qui produit le symptôme. Ainsi, l'excrétion urinaire, la sonorité des organes, étudiées avec soin de nos jours, au point de vue du diagnostic, doivent l'être également au point de vue de la pathogénie. Une recherche régulière détermine encore les symptômes avec lésion appréciable, et les symptômes sans lésion comme problèmes posés pour la science à venir.

En outre des symptômes isolés, la séméiotique étudie les syndrômes, faisceaux déterminés de symptômes. De ce nombre est la fièvre, qui résume sous une idée unique la chaleur de la peau, l'aridité des muqueuses, l'éclat du regard, l'accélération de la circulation ; tel est encore cet état si familier et si inexpliqué, que l'on désigne dans le langage pathologique du nom de cachexie. Dans ces syndrômes, l'ensemble des fonctions végétatives est altéré. L'étude en est difficile, et cette difficulté se présente toutes les fois que les fonctions élémentaires, celles de la nutrition, sont compromises. Dans cette direction s'ouvre un vaste champ de recherches pour la pathogénie.

PATHOGÉNIE DES LÉSIONS

Les lésions sont des altérations sensibles des parties du corps vivant, fragments d'organes, organes ou appareils. Ce ne sont pas seulement des changements dans la configuration et la position relative, mais encore et surtout des altérations de tissus, des modifications de la constitution intime des parties.

Il va sans dire que l'anatomie est indispensable à l'interprétation pathogénique des lésions. Mais l'anatomie est encore bien jeune comme science et comme art : il n'est donc pas surprenant que la pathogénie des lésions présente dans ses cadres de si vastes lacunes. Il ne suffit pas évidemment des renseignements de l'anatomie descriptive, de l'anatomie chirurgicale, le médecin a besoin de pousser l'analyse plus loin, et d'atteindre des parties de plus en plus élémentaires. Le grand Haller, qui avait mesuré d'avance le champ de l'anatomie, lui demandait d'arriver jusqu'à la molécule organique : c'est à peine si l'histologie, née d'hier, a commencé à répondre à cette demande.

Aux dernières limites de l'observation, la molécule anatomique se présente sous forme de cellule, d'un petit kyste, qui possède une cavité close, des parois distinctes, et un milieu qu'on appelle son atmosphère. La cellule est la génération du corps tout entier; c'est l'élément constitutif de tous les solides et de tous les liquides du corps humain. Peu condensées, les cellules constituent les liquides; plus serrées, elles forment les solides ou tissus. Les liquides se distinguent les uns des autres par leur composition, c'est-à-dire par la proportion de nombre et la forme des cellules, les solides ou tissus possèdent de plus une configuration déterminée.

Il y a des cellules simples dans certains solides ou liquides, dans l'épiderme, par exemple, dans la synovie, dans les cartilages; il y en a de composées, comme dans le sang, les muscles, les substances cérébrales.

Il y a de même des appareils élémentaires qui sont très simples, le cheveu, par exemple ; il en est de composés : telle est la fibre musculaire, ou la vésicule pulmonaire, qui présente un tissu propre, des vaisseaux et des nerfs.

Les molécules de tissu multipliées composent les organes : ainsi, les fibres musculaires groupées en faisceaux forment le muscle ; les fibres celluleuses feutrées donnent naissance aux enveloppes séreuses et aux attaches tendineuses; les vésicules pulmonaires, réunies en bouquet, constituent successivement les lobules, les lobes, et enfin le poumon tout entier. Les organes, à leur tour, composent les grands appareils de la digestion, de la respiration, etc., etc.

Dans cette ascension du simple au composé, de la cellule au corps tout entier, nous trouvons se reproduisant à chaque degré la forme élémentaire de la cellule. Chaque cellule forme un kyste isolé, sans autre relation avec les cellules voisines que des rapports de contiguïté; la fibre, de même, est isolée des fibres voisines par un milieu, par une sorte de gangue dans laquelle elle est plongée. Chaque organe, à son tour, possède son enveloppe propre et son atmosphère; chaque organe forme un kyste. Les appareils eux-mêmes sont isolés : ainsi, l'appareil nerveux parcourt tout l'organisme, constamment enveloppé de son isolant, le névrilème. Nous pouvons suivre la même disposition dans l'appareil lymphatique, dans l'appareil sanguin, dans les appareils respiratoire, digestif, urinaire, etc. Enfin, le corps entier est un kyste dans ses téguments.

La pathogénie des lésions doit suivre la marche, l'échelle que nous venons de décrire, commençant par la molécule pour arriver d'abord aux liquides et aux tissus, et s'élevant graduellement des tissus aux organes, aux appareils, au corps tout entier.

Comment se produisent les altérations de la cellule, sa destruction, son remplacement, son échange? Indiquons quelques lois précieuses.

Quand l'organisme n'est pas sous l'influence d'une prédisposition fâcheuse, les produits nouveaux déposés dans une partie quelconque, bourgeons charnus, exsudations variées, se soumettent aux habitudes du tissu dans lequel ils se trouvent, et participent à sa vie. Dans une fracture d'os, le plasma donne de l'os : à la suite d'une pleurésie, les adhérences deviennent celluleuses, et prennent bientôt la cavité et le poli de la séreuse primitive.

Mais s'il existe une prédisposition au développement des produits hétéromorphes, les molécules du solide ou du liquide vont se transformer suivant la prédisposition. Ici, c'est du cancer avec ses variétés, là du tubercule ; une autre fois ce sera une transformation purulente à laquelle toute espèce de composé pourra prendre part, car de tous les solides et liquides de l'économie, il n'en est pas, à l'exception peut-être de certains mucus, qui ne puisse donner du pus.

Lorsque la lésion est allée jusqu'à la désorganisation complète, jusqu'à l'élimination, il n'y a pas de réparation possible. Un muscle suppuré ne se reforme pas ; une amputation supprime le membre à tout jamais : on sait que dans certains cas la résection permet une restauration de l'os. Cette loi pathogénique était formulée ainsi par les anciens : « *A privatione raro est regressus, a corruptione nunquam.* »

Dans un organe atteint, la molécule organique peut être lésée de bien des façons différentes. Cette molécule, appareil complet en raccourci, fibre musculaire, par exemple, vésicule pulmonaire, grain glandulaire, possède toujours des éléments multiples : un tissu propre ; des vaisseaux de trois ordres, artériel, veineux et lymphatique; des nerfs aussi de trois ordres, sensitif, moteur et végétatif. On conçoit que l'altération peut porter sur chacun de ces éléments isolés, ou sur plusieurs à la fois, ou même sur l'ensemble, sur le faisceau qui constitue la molécule : de là autant de lésions diverses, autant de modes de production pour les phénomènes ultérieurs.

Si la circulation artérielle se trouve interrompue, le liquide vivificateur ne parvient plus à sa destination ; après un temps plus ou moins long, la chaleur, la sensibilité, la vie enfin se retirent de la partie. Si c'est le canal veineux qui soit oblitéré, l'arrêt dans ce canal supprime pareillement toute circulation; les phénomènes déjà énoncés se reproduisent avec accompagnement d'une circonstance spéciale, l'œdème. La contraction des capillaires est-elle exagérée, leur calibre devient insuffisant pour le passage des globules sanguins, et il y a une stagnation momentanée, c'est-à-dire que les globules oscillent dans leurs vaisseaux sans direction déterminée. Y a-t-il, au contraire, atonie des capillaires, cette cause nouvelle produit un effet analogue au précédent, la stase sanguine. Le ramollissement, l'induration des organes sont dus à une modification du tissu propre. La fluxion, simple afflux de sang à une partie, se distingue profondément (c'est là une remarque importante) de l'inflammation, avec laquelle on la confond si fréquemment. L'une est une simple congestion sanguine ; l'autre est une altération de l'ensemble (*læsio totius substantiæ*) qui frappe à la fois sur la circulation, sur la trame organique et sur les nerfs : de là les caractères multiples de son appareil symptomatique, rougeur, chaleur, douleur.

La fluxion disparaît sous la pression du doigt, sous l'influence du froid ; l'inflammation est une *tumeur*, c'est-à-dire, suivant la définition classique, un foyer morbide circonscrit. La gangrène a pour antécédents bien connus la suppression de la circulation ou celle de l'innervation. La mort enfin, dernier terme des lésions, offre à l'étude des mécanismes bien divers, soit qu'elle vienne par suppression d'une ou de plusieurs fonctions, soit qu'une altération simultanée de tout l'organisme semble en être l'explication.

Dans la hiérarchie des affections contre nature, nous avons vu la prédisposition et la maladie dominer les lésions et les symptômes. Quand donc la raison anatomique des lésions nous manque, l'absence de cet intermédiaire nous ramène, au terme de notre étude, à nous appuyer sur les prédispositions pour l'interprétation des faits.

DIX-SEPTIÈME LEÇON

(9 JUIN)

DU REMÈDE

La première question à poser est cette question préliminaire : Existe-t-il des remèdes? C'est-à-dire : La maladie est-elle un fait dont l'évolution fatale brave toute intervention, ou existe-t-il des substances douées de propriétés curatives? L'histoire nous offre à cet égard des éléments de solution surabondants. Elle nous montre le remède affirmé par la croyance universelle de l'humanité, par la science de toutes les écoles, par l'enseignement divin lui-même. Le triple témoignage du sens commun, de la science et de Dieu proclame hautement la possibilité de la lutte contre la maladie, l'utilité de l'action intelligente de l'homme pour la guérison et le soulagement des malades.

Il est presque naïf de faire remarquer que, dans tous les temps et dans tous les lieux, l'individu souffrant, l'individu malade fait appel non pas à l'observation, à la curiosité de la science, mais à son action salutaire, à l'intervention du remède. Or, aux époques historiques les plus reculées, aux origines les plus obscures de toute civilisation, dans les conditions les plus rudimentaires de l'état social, le médecin existe déjà comme un des éléments constitutifs, primordiaux de toute société.

En Egypte, la médecine, confiée à une caste, aussi bien que le sacerdoce et là législation, complète la concentration des plus hautes fonctions sociales dans les mains de cette classe privilégiée.

Chez les premiers Hellènes, la tradition reporte jusqu'à la période anté-historique, jusqu'au centaure Chiron, la connaissance et l'usage des plantes salutaires.

Pour ne parler que d'un mode thérapeutique, on sait les merveilleuses propriétés attribuées aux eaux par les Grecs et les Romains. Hippocrate lui-même nous apprend quelle importance les baigneurs avaient de son temps et dans son pays. Les nombreux thermes dont les Romains ont peuplé les contrées soumises à leur domination témoignent d'un culte longtemps perdu, peut-être sur le point de renaître aujourd'hui.

Jusque sous la hutte du Guinéen, jusque dans les déserts habités par le Peau-Rouge, la croyance aux remèdes vaut des hommages au médecin qui l'applique.

Souvent, sans doute, le remède si universellement invoqué et vénéré est étrangement compris et appliqué. Sous ce rapport, le sorcier-médecin des tribus sauvages n'est pas plus révoltant que le charlatan à panacée de nos groupes civilisés. Mais ces erreurs et ces ridicules n'ont rien de surprenant dans une question livrée aux faiblesses et aux passions humaines. L'amulette et la panacée n'infirment pas plus la notion du remède et la valeur du témoignage de l'humanité à cet égard, que la notion de la loi morale et l'appui qu'elle reçoit du consentement de tous les hommes ne sont ébranlés par l'interprétation erronée de certaines questions de droit naturel. La notion du remède se présente toujours avec cette unanimité de croyance si frappante, qu'on peut lui appliquer la devise : *Vox populi, vox Dei*. Cette croyance est tellement universelle, qu'elle se traduit jusque dans le langage, ce monument toujours fidèle de la pensée d'un peuple : *Medicus dicitur a medendo.*

La science, à son tour, atteste la croyance au remède.

Partout la médecine, au lieu de rester une science spéculative, s'efforce de conclure au remède, à une thérapeutique.

Chez les Juifs, ce peuple choisi de Dieu, dont toute l'organisation sociale a été élaborée sous l'inspiration divine, l'art médical a sa place légitime, une place d'honneur : les preuves en existent en maint endroit. Les propriétés curatives des plantes sont à leur rang dans l'immense collection botanique dans l'Herbier de ce roi Salomon, auquel il fut donné de connaître depuis l'hysope jusqu'au cèdre du Liban. Le prophète Osée, parmi les reproches qu'il adresse au peuple, le réprimande de son peu de foi en Dieu et de la confiance trop exclusive qu'il accorde aux moyens naturels. Enfin, l'Écriture, nous l'avons déjà vu, recommande le médecin, à raison de ses fonctions, au respect de tous : « *Honora medicum, propter necessitatem etenim creavit illum altissimus.* »

En Egypte, l'importance du remède, de l'art de guérir, a laissé dans la science d'éclatants souvenirs. La médecine constitue un des glorieux attributs de cet Hermès, réel ou symbolique, que l'antiquité a surnommé le Trismégiste, et dont elle a fait le dépositaire et le révélateur de tous les secrets de la science. Des temples de la santé s'élèvent dans toute la vallée du Nil. Un art mystérieux, réservé parmi les priviléges de la caste sacerdotale, régit l'emploi hygiénique et thérapeutique des substances. Quand le flambeau de la civilisation égyptienne va éclairer de nouveaux climats, la médecine est pieusement transplantée : c'est ainsi qu'à la conquête de la Grèce par les Égyptiens se fondent des sanctuaires, les *Asclépions*, dont les initiés emploient tout à la fois les moyens naturels et surnaturels pour le soulagement de la souffrance.

A Rome, de même, la médecine eut les temples pour asile et pour berceau. Aussi, chez ce peuple, le plus religieux de tous les peuples, comme il s'en glorifiait lui-même, les médecins naturalistes, sortis de la Grèce des derniers siècles, furent-ils méprisés comme des industriels, et repoussés comme des usurpateurs presque sacriléges.

Chez tous ces peuples, on le voit, l'art de guérir n'est pas un art nouveau ; son origine se confond avec les origines religieuses du premier état social, et on semble ne pas concevoir que la médecine puisse jamais se séparer des autels. C'est en Grèce que nous voyons se prononcer la distinction entre la science traditionnelle et la science purement humaine. Hippocrate, tout en bénéficiant des recherches scientifiques, se rattache de toutes ses forces à la tradition, et c'est à ce point de vue qu'on a pu dire avec raison qu'il sépara la médecine de la philosophie.

La science humaine, issue de la philosophie, la science d'Asclépiade, par exemple, et celle de Galien, n'oublient pas non plus ce qui semble constituer nécessairement la médecine, c'est-à-dire la question du remède : c'est au remède qu'aboutissent toutes les théories empiriques et dogmatiques.

Au moyen âge, la médecine, ressuscitée sous l'influence vivifiante du christianisme, comprend mieux encore sa destination première. L'art de guérir emprunte au dogme de la charité quelque chose de plus tendre et de plus auguste. L'application du remède est une source d'honneur et de mérite. L'Eglise couronne d'une auréole glorieuse le front des hospitaliers. Des mains royales s'honorent de remplir auprès des malades les plus humbles fonctions : saint Louis, roi de France, sainte Élisabeth de Hongrie bandent les plaies des blessés et pansent les ulcères des lépreux.

Il n'est pas d'école, quelle que soit son origine, qui n'ait cru au remède, même quand elle ne le possédait pas. Il n'en est pas qui ait méconnu la mission essentiellement réparatrice de la médecine. La conception d'une médecine de curiosité, d'une pure spéculation scientifique, semble une pensée impie et cruelle. Seule, l'école moderne de Paris, née d'un philosophisme étroit et glacial, a donné au monde le scandale d'un scepticisme presque absolu et d'une déplorable abdication : reniant le glorieux rôle de la médecine, on l'a vue accepter pour programme « d'établir des divisions nosologiques, et de chercher les changements que produisent, dans les maladies, les substances administrées aux malades. »

Enfin le témoignage de Dieu lui-même affirme le remède. *Deus creavit medicamina*, dit l'Écriture. La conduite de l'Église de Dieu n'est pas moins explicite. C'est pour satisfaire au précepte de la charité, pour le soulagement et la guérison des malades qu'elle a institué, béni et protégé ces nombreux hôpitaux et hospices ouverts à toutes les infirmités humaines. De même, quand elle a créé les écoles de médecine, elle n'a pas voulu protéger la science, mais aussi et surtout ménager à l'humanité souffrante une assistance intelligente : si on relisait les chartes d'institution de ces écoles, on y tronverait énergiquement exprimé ce besoin d'alliance entre la science et la charité.

Dès sa naissance, la médecine chrétienne se fait remarquer par ce caractère de dévouement. Une contagion effroyable sévissait sur la capitale du monde. Les médecins romains, héritiers dégénérés des exemples du vieil Hippocrate, ne savaient que fuir devant ce fléau. Alors, de ces catacombes de la grande Rome, d'où devait surgir un peuple nouveau, on vit sortir des hommes inconnus et intrépides qui s'emparèrent avec amour des malheureuses victimes du fléau, délaissées par la famille et par la science. Qui vit ces héros à l'œuvre, ne comprit pas leur courage, mais on consacra leur souvenir en les appelant du nom de Parabolains (παραϐαλλω), ceux qui bravent le danger. Ainsi fut inauguré, sous l'inspiration chrétienne, cet admirable instinct de dévouement qui, transmis fidèlement de génération en génération, comme l'est dans l'armée l'amour du drapeau, fait encore aujourd'hui l'honneur de la profession médicale.

L'existence du remède s'appuie donc sur des autorités imposantes. Il n'est pas surprenent dès lors que l'expérience, appelée à prononcer sur le même sujet, donne à son tour une réponse affirmative. Quelles que soient les divergences entre les thérapeutes, certains médicaments, tels que le quinquina, le fer, le mercure, sont aujourd'hui de droit imprescriptible.

Nous pouvons donc conclure avec tous les hommes que le remède existe.

DIX-HUITIÈME LEÇON

(10 JUIN)

MÉDICATIONS

Il ne suffit pas d'avoir établi qu'il existe des remèdes, il faut encore déterminer quelles sont les conditions d'application du remède. En quoi consiste la *médication*, ce qu'on peut appeler l'art de bien se servir du remède pour la guérison ou le soulagement des malades?

Une médication comprend nécessairement deux termes : l'*indication*, que Galien définit : la nécessité évidente d'une action déterminée ; secondement, le remède qui remplit cette indication. La thérapeutique, ce résumé des sciences médicales, présente donc trois questions :

1° Les médications diverses ;

2° Les indications d'une médication déterminée ;

3° Les remèdes qui serviront à chacune de ces indications.

Hippocrate nous donne en quelques principes lumineux les moyens de nous diriger dans cette difficile étude. De son temps déjà existaient deux écoles philosophiques contradictoires qui ont de tout temps entravé la marche de la médecine, l'empirisme et le dogmatisme. Les médecins empiriques s'enfermant dans l'observation, par défiance des théories générales, qu'ils traitaient d'hypothèses, formulaient en thérapeutique une règle en apparence des plus faciles : une maladie étant donnée, il suffit d'appliquer au sujet, sur la foi de l'analogie, un remède qui a déjà été utile dans la même maladie. Les dogmatiques, de leur côté, démontraient que l'analogie est un moyen infidèle, et recouraient à une thérapeutique de déduction : quatre éléments constituent le corps humain; si l'un d'eux surabonde ou fait défaut, évidemment il suffit de rétablir l'équilibre en vertu du principe : *Sublata causa, tollitur effectus.* Hippocrate avait raison sans peine de ces deux écoles opposées. Il lui suffisait de leur emprunter leurs arguments respectifs. Rien de plus prudent que ses réserves critiques à leur endroit : « *Ars longa, vita brevis, experientia fallax, judicium difficile.* » Mais, tout en repoussant leurs conclusions, Hippocrate avait la sagesse de ne rejeter ni l'un ni l'autre de ces moyens de connaissance, ni l'expérience ni le raisonnement : fidèle aux instincts éclectiques de la vraie science, il les accepte l'un et l'autre dans la mesure de leur portée, s'en référant du reste à la médecine antique, à la tradition. Enfin, au-dessus de ces prétentions rivales, il inscrit ces précieux aphorismes : 1° *Natura morborum medicatrix* ; 2° *Naturæ medicus interpres et minister.* Dans ces principes, souvent oubliés ou méconnus par l'hippocratisme lui-même, se trouve la vraie notion de la médication, et la loi de l'action, du rôle du médecin.

1° *Natura morborum medicatrix.* Hippocrate se rencontre avec la Bible qui dit : *Deus sanabiles fecit nationes mundi.*

La médication empirique par voie d'analogie et la médication dogmatique, déduite d'une constitution hypothétique de l'homme et de la maladie, sont également condamnées. C'est la nature qui guérit les malades, et la médication employée par l'homme de l'art consiste à mettre en œuvre cette force médicatrice de la nature, comme l'artisan met en œuvre la matière première à laquelle il veut imprimer une forme déterminée. La question se dédouble. Qu'est-ce que la nature médicatrice? Quels sont les modes divers de l'action de cette force?

La nature médicatrice dans l'anthropologie dualiste d'Hippocrate est un principe distinct du corps fonctionnant en dehors du corps, une âme qui possède à elle seule toute la puissance de la nature humaine, une nature avec une matière propre, le feu : « *Ego quidem scio ignem omnia generasse, omnia scire, omnia posse.* »

Nous avons vu quelles absurdités engendrait en physiologie cette erreur fondamentale. Cette erreur vient de ce qu'au temps d'Hippocrate la philosophie grecque n'était pas très-nettement constituée. Elle ne le fut que par Aristote. Ce philosophe considérait comme principe d'action la cause formelle ou l'âme, et la confondait avec la cause efficiente. Dans les êtres animés, c'est bien l'âme qui est le principe de toutes les actions, mais elle n'en est pas la cause efficiente. Cette cause c'est le composé vivant tout entier. C'est à la doctrine de l'unité substantielle de l'homme que revient l'honneur d'avoir résolu la question.

L'homme est un, avec un corps, matière et support des phénomènes, et une âme, forme du corps et principe d'action. L'âme est le principe d'action, disons-nous; mais c'est l'homme lui-même tout entier qui agit et pâtit; par conséquent, la nature médicatrice doit s'entendre, non pas de l'âme seulement, mais du composé vivant tout entier.

Stahl, qui dans les temps modernes, reprit la doctrine thérapeutique de la nature médicatrice, subit, comme Hippocrate, l'influence du dualisme; en faisant de l'âme le seul agent, il confondit la cause *formelle*, le principe d'action, avec la cause vraiment *efficiente*, le composé vivant.

Hippocrate et Stahl avaient tous les deux méconnu ces vérités que le sens commun proclame si constamment : que l'homme est un, que c'est lui qui agit et qui pâtit : *Actiones et passiones sunt compositi.* Par nature médicatrice il faut donc entendre l'homme lui-même, qui maintient son unité et son intégrité en vertu de cette tendance qu'ont tous les êtres à leur perfection. Cette perfection, qui dans l'ordre naturel est la santé, ne se soutient que par une résistance incessante aux agents de destruction qui tendent à l'altérer. C'est ainsi que l'organisme lutte contre les causes extérieures des maladies avec un succès proportionné à l'intelligence, au courage, à la vigueur des lutteurs. Quelle différence, sous ce rapport, entre la résistance de l'intrépide et celle du poltron à une influence épidémique ! Entre la résistance d'un sujet vigoureux et celle d'un sujet cachectique à l'invasion des parasites végétaux ou animaux ! Mais la lutte n'est pas toujours heureuse, même pour ceux qui sont le mieux doués. La maladie arrive ; nous en avons fait connaître la double cause : la corruptibilité essentielle de tout composé, la dégradation originelle de l'homme. La force médicatrice résiste encore. Et cette force médicatrice, c'est l'homme lui-même qui combat la maladie par sa fermeté, par son intelligence, par des modifications instinctives dans l'attitude, dans la pose ; par une sobriété ou une exagération fonctionnelles appropriées à la circonstance ; par une direction toute spéciale de la vie végétative. Fréquemment l'homme triomphe, et ce sont les mécanismes variés par lesquels la nature élimine la maladie qui constituent les diverses médications naturelles dont l'art ne peut être que l'imitateur.

Une congestion cérébrale se termine par une épistaxis ; un kyste de l'ovaire se vide par le vagin ; un empyème se fait jour par les bronches ou par un espace intercostal. Médication évacuante.

L'élimination de la maladie s'est faite par un changement intime, par un renouvellement de tout l'organisme. Médication altérante.

Tantôt c'est une inflammation viscérale qui se juge par une

éruption cutanée, une hydropisie par un flux intestinal ou rénal ; c'est la goutte qui passe du poumon à l'orteil. Médication dérivative.

Tantôt c'est une névralgie qui se termine par une fluxion sur le trajet des cordons nerveux. Médication révulsive.

L'éruption du cowpox prévient celle de la variole ; la variole, à son tour, supprime la rougeole. Médication par les analogues (*similia similibus*) ; médication homœopathique.

Enfin certaines substances, certains moyens employés dans les maladies, ont un effet curatif dont le mécanisme nous échappe complétement. C'est ce qu'Hippocrate appelait la médication *per specifica vel ignota*. Telle est la cautérisation du lobe de l'oreille dans la sciatique ; tels sont le quinquina dans les fièvres intermittentes, le mercure dans la syphilis, etc. Médication spécifique.

2° *Medicus interpres et minister*. *Interpres*, saisissant l'indication ; *Minister*, appliquant le remède à l'indication.

Les indications sont données par la nature dans chaque maladie, suivant les périodes, les phases, les idiosyncrasies, etc. C'est au médecin de voir ce qui est exigé dans un moment donné par l'état des malades, et de satisfaire à ce besoin avec les ressources de la matière médicale. Il faut donc qu'il saisisse, dans l'étude du sujet, laquelle il convient d'employer des six médications naturelles que nous venons de parcourir :

Médication altérante ;
— évacuante ;
— révulsive ;
— dérivative ;
— homœopathique ;
— spécifique.

Son rôle comprend deux questions :

1° Poser l'indication ;

2° Appliquer le remède à l'indication.

La discussion thérapeutique engagée dans l'antiquité entre l'empirisme et le dogmatisme s'était assoupie pendant le moyen âge. Au XVIe siècle, Paracelse remit en relief la question du remède. Révolutionnaire plein de science et de talent non moins que d'audace et d'impudeur, empruntant les prestiges de l'alchimie et de l'astrologie, et mettant en œuvre jusqu'aux moyens de séduction du bateleur, il réveilla les écoles de leur apathie autant par le bruit des succès du novateur, que par l'indignation que devait soulever le charlatan. Quelques-uns des titres de ses publications méritent d'être rappelés :

Galenus stolidus;
Aristoteles contemnendus;
Logica inutilis, absurda;
Quatuor elementa absurda.

Les quatre éléments du dogmatisme antique, tels que les avait acceptés Galien, étaient déclarés absurdes : il leur en substituait de nouveaux, la terre, le sel, le soufre, le mercure, correspondant chacun à une maladie, et soumis chacun à l'influence des corps célestes. La règle d'application est la similitude, et cette similitude s'emprunte aux conjonctions sidérales; ce sont là les indications (signatures) fixes et invariables pour chaque maladie : ainsi on traitera Vénus par Mercure, Hébé par Mars... C'est une combinaison du spécificisme et de la similitude.

Le dogmatisme galénique engagea la lutte contre Paracelse. L'étude des quatre éléments fut reprise dans toutes les sciences médicales, et le principe *Contraria contrariis curantur* promulgué comme le symbole de l'orthodoxie. Ce mouvement est personnifié par Fernel, et c'est cette école qu'on baptisa bien à tort du nom de nouvel hippocratisme; car on voit combien ce dogmatisme exclusif, la thérapeutique des quatre éléments, est loin de l'éclectisme d'Hippocrate, qui reconnaît, sur la foi de l'expérience, les trois méthodes: 1° *per contraria*, 2° *per similia*, 3° *per specifica vel ignota*.

Ce n'était que le commencement de la lutte, pour l'école de Paris. Van-Helmont, succédant à Paracelse, corrige la formule du premier novateur. Il rejette simultanément comme incomplets les deux principes *Contraria contrariis* et *Similia similibus;* chaque maladie a son remède propre, spécial. C'est le spécificisme pur, auquel se rallièrent aussitôt de nombreux adhérents. Les médecins de Montpellier s'étaient convertis à la nouvelle doctrine; l'école de Paris ne sut les combattre que par des moyens violents et ridicules, en s'insurgeant contre l'emploi des médicaments minéraux, comme dans la question de l'antimoine, et en interdisant aux docteurs de l'école rivale l'exercice de leur art dans sa circonscription.

De nouveaux ennemis s'élevaient en même temps contre le galénisme et l'hippocratisme réfugiés au sein de l'école de Paris. Les quatre éléments du galénisme disparaissaient fatalement devant les progrès de la chimie, et Paracelse en avait eu facilement raison. Quant à l'hippocratisme, que pouvait, sans matière médicale, l'aphorisme : *Natura morborum medicatrix?* Tout au plus conduire à l'expectative dans la pratique. La *chaleur intégrante*, proclamée jusqu'alors principe de vie, devenait, à la lumière des démonstrations physiologiques, un simple phénomène vital. Le scepticisme pénétrait donc par toutes les voies dans le sanctuaire. A la même époque, l'iatro-mécanique, issue de Descartes, réduisait tous les actes, appelés jusqu'alors actes vitaux, à de simples phénomènes de mécanique. La circulation du sang, à peine découverte par Harvey, était adoptée avec enthousiasme par les iatro-mécaniciens, et les thérapeutistes de l'école avec toute l'audace de la logique, n'hésitaient pas à porter directement dans le torrent circulatoire les matières médicamenteuses. Indignés, les hippocratistes de l'école de Paris eurent le malheur d'envelopper dans une même condamnation l'iatro-mécanisme de Boerhaave et la doctrine de Harvey, le principe de la circulation et l'abus qu'en faisaient d'imprudents disciples. Les arrêts portés contre les novateurs furent maintenus avec une obstination déplorable. Et cependant la doctrine de la circulation faisait la conquête du monde savant, elle s'enseignait ouvertement au Jardin du Roi. Boerhaave, de son côté, triomphait de ses juges à Paris même, où il était représenté par l'Académie de chirurgie. A la fin du XVIIIe siècle, l'école de Paris, vaincue, déconsidérée, se mourait dans le scepticisme.

Bichat, venu à ce moment, recula découragé devant la tâche d'une thérapeutique à refaire. Corvisart, Cabanis, Pinel et leurs successeurs reportèrent tous leurs efforts sur la physiologie et sur la pathologie, déguisant à peine le nihilisme de leur thérapeutique.

Mais à la même époque apparaissait en Allemagne un autre réformateur. Empirique pur, il venait reprendre la lutte de l'école de Cnide contre Hippocrate. Hahnemann inscrivait en tête de ses œuvres le fameux principe : *Similia similibus curantur*. C'était le retour de Paracelse, mais de Paracelse armé de la méthode expérimentale maniée avec une puissance jusqu'alors inconnue. L'histoire de cent médicaments étudiés sur l'homme sain était le titre du nouveau thérapeutiste. Avec ses deux tableaux comparatifs, des phénomènes morbides d'un côté, de l'autre des actions médicamenteuses à toute dose, le médecin était supprimé ; l'indication hippocratique basée sur la connaissance de la marche des maladies, sur les méthodes curatives de la nature, disparaissait pour faire place à un simple rapprochement entre les phénomènes produits sur l'homme sain et les phénomènes morbides. La thérapeutique était réduite en manuel. Nous ferons dans la prochaine leçon l'examen critique de cette doctrine nouvelle, que le scepticisme plutôt que l'indignation accueillit tout d'abord par une immense clameur de haro.

DIX-NEUVIÈME LEÇON

(11 JUIN)

DOCTRINE DE HAHNEMANN

Au commencement du XIXe siècle, les hippocratistes, arrivés au scepticisme, ne savaient plus que protester contre leurs adversaires, sans pouvoir mettre rien en parallèle des doctrines rivales. Le dogmatisme et l'empirisme, ces deux termes perpétuels de l'erreur, sont représentés de notre temps, l'un par Broussais, qui reproduit Galien avec ses méthodes évacuante et antiphlogistique ; l'autre, par Hahnemann, avec sa matière médicale expérimentale. Nous ne comptons pas au nombre des doctrines thérapeutiques l'étrange compilation publiée sous les auspices de MM. Trousseau et Pidoux. Toutes les vieilleries du bagage antique sont là étiquetées : toniques, astringents, évacuants, antiphlogistiques, antispasmodiques ; on y trouve jusqu'à un emprunt fait à Hahnemann, et grossièrement déguisé sous le nom de méthode substitutive. Il n'est qu'une chose qui manque dans le livre de ces spécificiens, c'est la méthode spécifique.

L'art médical de Broussais se réduit à trois problèmes : déterminer 1° l'organe souffrant, 2° la cause qui le fait souffrir, 3° le remède qui supprimera cette cause ; l'éternelle prétention du dogmatisme d'atteindre par le remède la cause de la maladie : *Sublata causa, tollitur effectus.*

Lorsque Broussais est tombé sous les coups d'adversaires qui se sont enrichis clandestinement des dépouilles du vaincu, le champ restait libre à l'empirisme, et cette raison est certainement pour une part dans le succès qu'ont obtenu les doctrines de Hahnemann.

Le premier trait de l'histoire scientifique de Hahnemann, c'est le découragement qui s'empara de lui, comme il s'était emparé de Bichat, en assistant à l'agonie de l'hippocratisme et du galénisme. Rebuté par le nihilisme médical, il se livra à la chimie et à la traduction d'ouvrages de médecine, mais avec cette impatience d'un esprit vigoureux qui n'attend qu'une occasion pour donner carrière à son activité.

Le point de départ pour Hahnemann fut un simple fait d'expérience perdu dans les œuvres de Cullen ; c'est que le quinquina, si efficace contre la fièvre intermittente, produit chez l'homme sain des phénomènes fébriles intermittents. Cette étrange propriété du quinquina, de produire des phénomènes qu'il était apte à faire disparaître, était-elle spéciale à cette substance, ou bien était-elle partagée par d'autres médicaments? Telle fut la question qui jeta Hahnemann dans d'immenses recherches bibliographiques, afin de consulter sur ce sujet la matière médicale traditionnelle.

Le fait que Cullen avait noté relativement au quinquina et à la fièvre intermittente se reproduisait entre la belladone et la scarlatine, entre la jusquiame et l'angine, entre le mercure et la salivation : chaque jour l'étude révélait à Hahnemann des couples nouveaux. Ces résultats l'impressionnèrent d'autant plus qu'ils étaient inattendus. Il crut avoir trouvé la clef de la thérapeutique, et il résuma la matière médicale traditionnelle en ce principe : *Similia similibus curantur.*

Les premiers résultats de ses recherches historiques et de ses expériences personnelles furent publiés dans un mémoire intitulé : *Des vertus positives des médicaments* (*De viribus positivis*) étudiés sur l'*homme sain.* Observés en effet chez le malade, leurs phénomènes peuvent être *modifiés par les symptômes du mal,* par conséquent *mixtes, compliqués et sans grande utilité dans la pratique véritable de l'art.* Ce travail contient l'histoire de vingt-quatre médicaments. Hahnemann commence par établir la nécessité de connaître les médicaments, de même que l'artisan connaît les instruments qu'il emploie et leur mode d'action. Il déplore le préjugé qui jusqu'alors semblait avoir empêché de croire que tel fût le devoir du médecin.

Plus tard, Hahnemann compléta l'exposé de sa doctrine. La loi de similitude ne mettait en présence d'un médicament donné qu'un certain nombre de phénomènes morbides produits sur l'homme sain; Hahnemann ne vit dans l'état pathologique que des faisceaux de phénomènes sans unité, c'est-à-dire qu'il nia d'abord les maladies et leur essence. A chaque série de phénomènes morbides correspondit comme médicament la substance qui produisait chez l'homme sain une série de phénomènes analogues ; tout médicament était par conséquent un spécifique. La thérapeutique dès lors se bornait à une médication unique et facile : l'indication était fournie directement par les phénomènes, le rapport du remède à l'indication par la loi de similitude. Ces inductions de Hahnemann étaient son œuvre personnelle, périssable; lui-même s'infligera plus tard plus d'une contradiction. Reste ce que l'on peut appeler la partie impersonnelle de ce travail, c'est-à-dire l'immense collection expérimentale avec ses résultats directs. Hahnemann dut vérifier par l'expérience la loi de similitude, l'application curative au malade de l'agent qui produit sur l'homme sain des phénomènes analogues à ceux de la maladie. Les faits répondirent : aggravation d'abord de l'état morbide, puis guérison. Pour échapper à cette aggravation initiale, Hahnemann, qui avait d'abord expérimenté à la dose ordinaire, essaya d'abaisser graduellement la quantité pondérable du remède. Un succès inespéré couronna la tentative : l'aggravation initiale était moindre, l'effet curatif plus prompt et plus sûr. Le succès conduisit l'expérimentateur à une division de médicaments de plus en plus reculée; dès cette première étape, il arriva au millionième (3e dilution), ébloui du résultat, fasciné par un double attrait, le prestige du fait expérimental pour un empirique, et l'espoir de résoudre une question importante, alors à l'ordre du jour, la question de la divisibilité des corps.

Mais la doctrine de Hahnemann n'était pas seulement une audacieuse nouveauté; elle était de plus une réforme pharmaceutique : elle n'offensait pas seulement des susceptibilités, elle attaquait des intérêts toujours impitoyables. Aussi la persécution fut-elle violente. Quinze années de proscription, avec les préoccupations et les besoins d'une famille nombreuse, mirent à l'épreuve le courage du novateur, sans arrêter un instant ses travaux, sans ébranler sa foi scientifique.

Pendant la durée de ce vaillant et douloureux stage, les idées nouvelles faisaient leur chemin. Les expériences de Hahnemann se répétaient, et des disciples enthousiastes chantaient les louanges du maître. Enfin Hufeland le recommanda au roi de Prusse, et lui fit obtenir une chaire de clinique. La conduite du protecteur partait d'une générosité et d'un libéralisme d'autant plus remarquables, qu'il était un des adversaires de Hahnemann les plus convaincus; il lui rendait le plus généreux service tout en condamnant sa méthode et en lui faisant remarquer qu'il était le négateur de la médecine.

Toutes les compensations étaient venues à la fois à cet homme, voué depuis si longtemps à la tâche la plus ingrate. Aussi le succès fut-il enivrant pour lui. Plus que personne il se passionna pour son mérite; il n'hésitait pas à se croire et à se dire le créateur de la thérapeutique. Le reste de la vie de Hahnemann complète les admirables recherches expérimentales qui font sa gloire, et continue aussi les aberrations théoriques desquelles on a si souvent et si sophistiquement argué contre sa doctrine entière.

Il publia d'abord, sous le titre de *Matière médicale pure*, l'histoire de soixante médicaments ; cet ouvrage faisait suite au travail *De viribus positivis*. Cette collection empirique présente les résultats de l'expérimentation pratiquée sur l'homme sain par Hahnemann et par ses disciples. Tous les résultats sont contrôlés par les témoignages de la matière médicale traditionnelle. La division des doses est poussée jusqu'à une limite fabuleuse pour les habitudes thérapeutiques, jusqu'à la trentième dilution. Emerveillé lui-même de la richesse de ce mouvement scientifique, Hahnemann chante, dans son *Organon*, la gloire de la thérapeutique nouvelle. L'orgueil du novateur méconnaît tout le passé médical.

« La médecine fut ignorante, nulle, scélérate, jusqu'à l'apparition :

« De la matière médicale pure ;

« De la loi de similitude ;

« Des doses infinitésimales. »

Plus tard vint l'histoire de quarante médicaments étudiés toujours comparativement sur l'homme sain et sur le malade. Comme les faits médicamenteux de cette série présentaient une action de très-longue durée, Hahnemann intitula son ouvrage : *Des maladies chroniques*. Pour un homme qui avait nié les maladies et leur essentialité, qui avait voulu ne voir dans l'état pathologique que des faisceaux de phénomènes, c'était une étrange contradiction. Par une autre inconséquence, déjà en niant les maladies, il avait fait une exception en faveur des miasmes et des virus, qui fraternisaient trop bien avec ses dilutions. Ces contradictions ne sont pas les seules.

Hahnemann, à son début, frappé de ce qu'il appelait la propriété curative spécifique des médicaments, avait insulté au nom de l'empirisme, à ce que les hippocratistes appelaient *vis medicatrix naturæ*. Dans son *Organon*, il s'attache à nous montrer la nature guérissant souvent par voie de similitude.

Dans son *Traité des Maladies chroniques*, Hahnemann divise les faits morbides en trois groupes : 1° la sycose ; 2° le chancre ; 3° la psore. La sycose constituait un groupe naturel dont les cadres ont commencé à se remplir grâce aux travaux des micrographes sur les produits épithéliaux. Le chancre (syphilis) était distingué avec bonheur de la blennorrhagie. Mais qu'était la psore? Sous ce titre se rangeaient toutes les maladies chroniques, névroses, diathèses..., à l'exception de la sycose et de la syphilis, c'est-à-dire un assemblage confus des maladies les plus disparates. C'était de l'arbitraire pur en nosographie, après avoir nié la nosographie. La psore était pour Hahnemann une quasi-nécessité pour sortir de l'impasse où le jetait la doctrine homœopathique pure ; on masquait de ce titre unique tous les faits morbides qui ne se prêtaient pas à une interprétation par la loi de similitude ; mais l'erreur se trahissait par tous les côtés. Le microscope devait démontrer que la psore (gale) était, non pas un fait médicamenteux, mais le résultat de l'implantation d'un parasite, l'*acarus*, et il n'était pas possible au raisonnement le plus fantaisiste de rapporter à cette source toutes les maladies qui devaient en dériver.

Ajoutons que, par une conséquence toute naturelle de sa classification, Hahnemann avait dû détacher de sa collection de médicaments à action homœopathique les médicaments particuliers à la psore, les anti-psoriques. Les anti-psoriques, c'est-à-dire le pendant des antiphlogistiques, des antispasmodiques et autres médicaments du dogmatisme, ridiculisés comme hypothétiques et impuissants, mis au rebut pour faire place au principe empirique universel : *Similia similibus curantur!* Nier Galien pour redevenir galéniste!

A chacune des nouvelles erreurs de Hahnemann, la phalange de ses disciples s'affaiblissait par quelques désertions : ainsi se constituèrent, dans l'école, des sectes dissidentes, dont la plus considérable est représentée par Rau. Rau rétablit la notion des maladies. S'il emprunte à Hahnemann la loi de similitude, il s'en sert uniquement pour arriver à la connaissance des spécifiques. Il traite la question des doses comme une question insignifiante. De cette fraction est issu le spécificisme allemand, qui non-seulement a envahi l'Allemagne entière, mais qui a encore passé sur la rive gauche du Rhin sous des noms de contrebande.

Mais chez tous les adeptes, à quelque secte qu'ils appartinssent, les succès médicamenteux de Hahnemann produisirent d'abord une sorte de fanatisme qui grandit encore par l'auxiliaire de la persécution.

Quant à Hahnemann, ni les attaques ni les défections ne purent l'ébranler. Il n'avait que colère et mépris pour ceux qui méconnaissaient son œuvre, qu'il en vint à appeler une *dictée de Dieu.* Cette aberration orgueilleuse, voisine de la folie, ne peut-elle s'expliquer par un certain *illuminisme* et par des doctrines *judaïco-talmudiques*, dont on retrouve les traces dans la vie et dans les idées de Hahnemann?

En étudiant les éléments complexes qui composent la doctrine de Hahnemann, il est nécessaire de faire le départ entre les notions pathologiques et les notions thérapeutiques. Depuis longtemps il a été fait justice des erreurs pathologiques de Hahnemann (1) ; encore est-il que l'impartialité des juges a dû tenir compte au novateur de quelques aperçus heureux et de l'époque à laquelle il vivait. Reste à voir si les principes vivaces et persistants de cet enseignement peuvent

(1) C'est à J.-P. Tessier que revient ce mérite. Nul avant lui n'avait rendu à Hahnemann un plus grand service, en le dégageant de ses erreurs et en lui donnant dans la science la place légitime et si belle qui lui appartient. (*N. du R.*)

soutenir l'épreuve du triple *criterium* dont nous avons établi la nécessité : expérience, raisonnement, foi.

1° MATIÈRE MEDICALE EXPÉRIMENTALE.

Il n'est personne de nos jours qui ne reconnaisse, à l'encontre du dogmatisme, que le seul moyen légitime de connaître l'action des médicaments sur l'homme soit l'expérimentation. Nul doute, par conséquent, sur le principe. Maintenant les expériences relatées par Hahnemann se vérifient-elles sur l'homme sain ? sont-elles confirmées par le témoignage de la tradition en matière médicale? La seconde question est une question de textes, trop facile pour y insister. Quant à la première, rappelons qu'une société, organisée en Allemagne dans le but de soumettre à un contrôle expérimental les affirmations empiriques de Hahnemann, fonctionne depuis de nombreuses années sans avoir pu surprendre une erreur dans son immense catalogue : hommage bien rare à la science et à la probité du collecteur !

2° DOSES INFINITÉSIMALES.

Des objections théoriques *à priori*, dans un temps où l'observation est appelée à régner en souveraine sur la science, sont au moins étranges : cependant ne les dédaignons point. On a pensé arguer bien puissamment de la faible quantité pondérable du médicament, quantité souvent inappréciable par les moyens physiques et chimiques. On a cru s'appuyer sur ce principe métaphysique : *Ex nihilo nihil*, dont la négation conduirait à l'absurde. Il eût suffi de se rappeler ces quelques notions : La divisibilité des corps n'a pas de limites données ni par la science ni par le raisonnement. Quel que soit le terme de la division, de la dilution, la substance persiste toujours, matière et forme. *Actiones et passiones sunt compositi.* On eût facilement reconnu que l'absurdité présumée était loin d'être démontrée, et on eût renoncé à cette fin de non-recevoir.

Si maintenant on consultait l'analogie, on serait peut-être surpris de trouver, dans le domaine commun, des faits consacrés par l'expérience la plus vulgaire, et cependant tellement voisins des dilutions, que la pensée eût dû en venir à des esprits moins préoccupés. Pour ne rien dire des phénomènes de fécondation accomplis par Spallanzani sur du frai de grenouille avec du sperme dilué, nous demanderons quelle quantité pondérable de parfum est dépensée pour l'action physiologique produite sur l'odorat par un bouquet de violettes ou par un flacon de musc.

Enfin reste l'expérience directe des doses hahnemanniennes. C'est sur ce terrain seulement que devrait porter une discussion loyale, et c'est là qu'il faut l'appeler.

3° SIMILIA SIMILIBUS CURANTUR.

Toute devise a besoin d'être interprétée, et certainement rien n'est plus simple que de demander à Hahnemann lui-même la signification de cette formule. On voit alors que, pour Hahnemann et pour ses disciples, le texte *similia similibus* exprime seulement des analogies, et, pour être plus explicite, non pas des analogies entre la maladie et le médicament, mais des analogies entre les effets du médicament et ceux de la maladie. Que penser après cela de la ridicule interprétation donnée par certains argumentateurs de cette légende si souvent citée et si étrangement méconnue? Libre à quelques puristes de voir dans ce texte une expression peu heureuse des faits ; la science, qui s'éclaire par des définitions, ne s'arrête pas pour quelques chicanes de dictionnaire.

Le reproche vrai, sérieux, que l'on peut faire à cette formule de la médication hahnemannienne, c'est d'être exclusive, c'est de ne tenir aucun compte des autres méthodes par lesquelles la nature élimine la maladie : *Natura morborum medicatrix*. Nous avons vu, et nous ne répéterons pas la démonstration, que les médications naturelles sont au nombre de six : médication altérante, évacuante, révulsive, dérivative, homœopathique, spécifique.

Un second tort non moins grave dans la méthode de Hahnemann, c'est d'avoir méconnu l'*indication* en dehors de la similitude, et d'avoir négligé tant d'autres sources si importantes d'indications ; nous avons déjà signalé cette erreur. Quand, comment se servir des diverses médications ? *Naturæ medicus interpres et minister* (1)...

(1) La doctrine de Hahnemann supporte donc l'épreuve du *triple criterium*. Elle n'a rien de contraire à l'expérience, au raisonnement ; on vient de le voir. Ce qui n'a pas été démontré parce que la chose était évidente, c'est qu'elle n'est pas contraire à la foi, du moment où l'on ne la considère pas comme une *révélation*. (*N. du R.*)

VINGTIÈME LEÇON

(14 JUIN)

INDICATIONS

Nous avons vu que la thérapeutique comprenait trois termes : 1° la médication, c'est-à-dire la méthode, le mécanisme par lequel une maladie peut être éliminée ; 2° le remède, substance douée de propriétés curatives ; 3° l'indication, c'est-à-dire la nécessité évidente d'une action déterminée. En étudiant l'action de la force médicatrice de la nature, nous avons appris à distinguer les médications diverses. Pour le remède, nous savons que c'est à l'expérience qu'il faut demander la connaissance des actions médicamenteuses. Reste l'indication, qui résume les deux termes précédents. Quand doit-on employer une médication déterminée? Lequel faudra-t-il utiliser des médicaments qui satisfont à cette médication? En un mot, d'où se tire la connaissance des indications?

Il est bien évident que, suivant les doctrines générales des écoles, Empirisme ou Dogmatisme, les indications sont empruntées à des points de vue différents.

Nous avons vu que les empiriques tirent leurs indications de l'analogie. Une maladie étant donnée, il y a indication, disent-ils, d'employer le remède qui a réussi dans une circonstance analogue. Mais toute analogie suppose diversité : deux maladies du même nom présentent, à côté de leurs caractères analogues, des différences sans nombre, dont il n'est tenu aucun compte ; la pneumonie du premier jour ressemble-t-elle à la pneumonie du huitième jour? La fièvre typhoïde du début à la fièvre typhoïde dans la période d'ulcération? Les médications de ce genre sont donc infidèles. De plus, à raison de ces différences entre deux individualités analogues, les remèdes efficaces sont nécessairement très-divers : le médicament d'un jour, d'une période, d'un tempérament, d'un individu, n'est pas celui d'une circonstance différente. L'indication, au lieu d'être unique, est donc essentiellement variable. Rien de plus démonstratif de l'impuissance où est l'empirisme de poser des indications, que les tentatives ridicules de la statistique moderne pour établir une thérapeutique. L'indication prétendue des empiriques est donc une erreur et un sophisme grossier par lequel on prend l'analogie toujours facile pour l'identité qui est introuvable.

Les dogmatiques tirent l'indication de théories préconçues sur les maladies ; ces théories sont en général des hypothèses physiologiques. Cette filiation suffit à faire déclarer illégitime l'indication dogmatique. Et cependant, par une étrange fatalité, cette faute de logique, d'emprunter à une hypothèse la règle de la conduite thérapeutique, est la faute commune de presque toute la tradition médicale. Hippocrate lui-même, oublieux des sages principes qu'il a posés, tombe dans l'erreur : une première proposition (*Natura morborum indicat curationes*) est déjà d'une orthodoxie douteuse; le complément de cette proposition (*Naturam morborum indicant curationes*) est manifestement erroné. Galien représente essentiellement le dogmatisme antique, la doctrine des quatre éléments, le chaud, le froid, le sec et l'humide : c'est sur cette base philosophique qu'il établit la médecine. Les proportions relatives des quatre éléments constituent les différences et par suite les propriétés spéciales des minéraux, des végétaux, des animaux et des tempéraments. Les maladies, à leur tour, proviennent de la prédominance ou du défaut d'un de ces éléments, et réclament par conséquent des médicaments chauds, froids, secs et humides. La doctrine des quatre éléments n'est pas la seule qui ait conclu à une thérapeutique absurde. Toutes les hypothèses physiologiques sur la cause de la maladie engendrent pareillement une médication correspondant à la cause présumée. La pathologie humoriste et solidiste nous a donné les évacuants, les émollients, les toniques, les astringents. L'excitation de Brown a créé les hyposthénisants; l'irritation, les antiphlogistiques, etc., etc., etc. Pour toutes les variétés de dogmatisme, la prétention, et l'illusion constante, est de supprimer la cause de la maladie : *Sublatâ causâ, tollitur effectus*. Baser ainsi le traitement sur une cause préconçue, c'est faire preuve d'ignorance, c'est méconnaître les causes véritables, les prédispositions définies, dont la nature intime est inaccessible à nos moyens d'investigation ; c'est le double sophisme que la logique appelle : *Ignoratio elenchi, non causa pro causâ*. Cette erreur constante de la science médicale devient plus ridicule encore et plus révoltante, lorsqu'on voit persister ce culte de l'hypothèse dans les écoles qui proclament le plus haut leur dévouement à l'observation pure.

Les indications sont donc historiquement méconnues. Quand nous voyons l'empirisme et le dogmatisme, issus tous les deux de la philosophie, faire fatalement fausse route, nous comprenons l'instinct qui poussa Hippocrate à séparer la médecine de la philosophie. C'est ce même instinct qui inspire à tous les médecins leur profond mépris pour tous les systèmes, bien qu'une étrange contradiction ramène toujours dans ces voies stériles les générations médicales.

Il faut revenir à la nature de l'homme, et puiser les indications dans les faits mêmes que présente l'observation du malade, cause, maladie, lésions, symptômes, marche, phases, etc., etc. C'est dans l'interprétation de ces faits pour la sage direction de la maladie, que consiste le rôle assigné au médecin par Hippocrate : *Medicus interpres.*

Indications de la cause. — Il est évident qu'à la cause première, prédisposition définie, nous ne pouvons rien. Mais la cause instrumentale, qui établit une transition entre la prédisposition (maladie virtuelle) et la maladie réelle, est une source d'indications et la première des indications. La présence d'un corps étranger dans les tissus, le contact de l'humidité, le séjour dans une atmosphère viciée, l'exercice d'une profession insalubre, sont des causes à supprimer. Dans ce cas, l'indication a bien réellement pour base le principe : *Sublatâ causâ, tollitur effectus.* Seulement il est bien clair que cette suppression n'est efficace que dans les limites de l'action plus ou moins puissante de la cause instrumentale. On exerce ainsi, par rapport à la maladie, une action plutôt préventive que répressive. Reste la cause première qui peut à elle seule constituer la maladie.

Indications de la maladie. — Il peut se faire qu'à la maladie elle-même, à l'unité qui comprend l'ensemble des phénomènes, réponde expérimentalement un remède. Il y a alors indication de ce que nous avons appelé avec Hippocrate la médication par *specifica vel ignota.* Ainsi on administrera le fer contre la chlorose, le quinquina contre la fièvre intermittente, le mercure contre la syphilis. Notons toutefois que ces cas sont rares, que même il n'est pas un de ces médicaments qui comporte l'efficacité absolue, infaillible, qu'exprime le mot spécifique. Mais, en revanche, rien n'est plus fréquent que l'indication de la médication homœopathique contre la maladie tout entière.

Indications des lésions. — Une lésion actuellement grave, ou dont l'évolution ultérieure est compromettante, réclame une intervention déterminée de l'art médical. C'est cette source d'indications qui légitime les opérations chirurgicales, amputation des membres mourants, ponction de kystes, ablation de tumeurs, etc., etc. Une hépatisation étendue, un épanchement rapide réclament un prompt usage de la médication altérante ou évacuante.

Indications des symptômes. — Bien que le symptôme soit le terme inférieur dans la genèse des affections contre nature, il fournit de fréquentes indications. Que le délire nerveux se présente dans la pneumonie, ce symptôme menaçant doit être au plus tôt supprimé par la médication altérante. — Le plus souvent, c'est une évacuation qui est indiquée ; c'est ainsi que la rétention d'urine réclame le cathétérisme ; un abcès mûr, l'incision ; les crampes gastriques de l'intoxication, le vomissement ; la constipation, un purgatif ou un lavement. C'est ainsi encore que, dans les affections avancées de l'aorte, la congestion pulmonaire indique une saignée palliative.

Le *type* de la maladie, *sa marche, ses phases*, engendrent des *indications* spéciales. On sait que les types de l'intermittence et de la périodicité tendent à une aggravation et à une terminaison fâcheuse : indication de les enrayer. Les phases familières à la maladie, les métaptotes et métastases, doivent être bien connues, pour qu'on puisse les éviter si elles sont nuisibles, les amener si elles sont heureuses. Et si nous nous rappelons que ces transitions entre l'affection primitive et l'affection consécutive se produisent toujours par l'intermédiaire de ce que nous avons appelé un accident commun, nous verrons qu'il y a indication de porter sur l'accident commun toute sa surveillance. Ainsi, on évitera qu'un rougeoleux ne tousse et ne prenne le chemin de la tuberculisation, qu'un scarlatineux ne passe par le refroidissement à l'albuminurie. On agira énergiquement sur un chancre pour en empêcher la transformation en pustules plates. Si un malheureux atteint d'une tumeur blanche vient à tousser, on s'empressera d'établir une suppuration.

Ajoutons, sans y insister, les *indications* que fournissent les *complications*, les *accidents* qui traversent la maladie; les *indications* de l'*âge*, du *sexe*, de l'*état physiologique*, dentition, puberté, menstrues, *celles* de la *diététique* habituelle des malades, de leurs *antécédents pathologiques*, de leur *tempérament*, de leur constitution. Il faut enfin tenir compte des *idiosyncrasies*, et savoir constamment corriger l'absolutisme des règles générales par ce précepte de bon sens : *A juvantibus et lædentibus indicatio.*

Par le mot de *contre-indications*, on entend des circonstances particulières qui interdisent une médication indiquée d'autre part. Les contre-indications sont évidemment empruntées aux mêmes origines que les indications. C'est ainsi que chez un dartreux on se gardera des applications cutanées irritantes; on se relâchera de la diète habituelle pour certaines constitutions qui ne peuvent la supporter. Si une jeune fille est atteinte de gastrite, on évite, au moment des règles, d'appliquer des sangsues à l'épigastre, sous peine de voir survenir une hématémèse. Chaque jour l'expérience donne aux médecins de sévères leçons de prudence : en voici un exemple. Une femme se présente à l'hôpital avec tous les attributs de la constitution la plus vigoureuse et les signes d'un *molimen hemorrhagicum* puissant. L'indication d'une abondante évacuation sanguine était évidente; mais comment y satisfaire? Quelques sangsues furent appliquées derrière chaque oreille, et, au bout de quelques instants, la malheureuse succombait à une hémorrhagie cérébrale foudroyante : triste localisation qu'un peu de réflexion eût dû prévoir et prévenir.

Pour terminer ce qui a rapport aux indications, rappelons un principe bien simple, trop simple pour n'être pas fréquemment remis en lumière. L'intervention du médecin n'est légitime qu'autant qu'il y a indication, c'est-à-dire, suivant la définition de Galien, nécessité évidente d'une action déterminée. Les indications limitent le droit et établissent le devoir du médecin. Cette vérité élémentaire permet d'apprécier à leur juste valeur les essais encore plus cruels qu'impuissants de certains observateurs qui semblent de nos jours avoir oublié que le prétendu droit d'expérimenter *in animâ vili* fut toujours une monstruosité.

— Un mot maintenant de la matière médicale. Ouvrons un traité sur ce sujet : nous y trouvons, sous prétexte de classification, la plus étrange bigarrure de tous les reliquats des théories diverses qui se sont succédé en thérapeutique depuis Galien jusqu'à nos jours, depuis les émollients et les réfrigérants jusqu'aux hyposthénisants et aux antiphlogistiques. Chaque médication supposée par le dogmatisme est représentée par un certain nombre de médicaments. Si bizarre et si illogique que soit cette distribution syncrétique, il y a quelque chose de plus frappant : c'est l'impossibilité de faire entrer dans leurs cadres respectifs les médicaments divers. Pour peu qu'on les soumette à l'étude, on reconnaît qu'il n'en est pas qui ne puisse satisfaire à plusieurs médications à la fois : l'ipécacuanha, par exemple, n'est-il pas, suivant les cas et les doses, altérant, évacuant, révulsif, dérivatif, homœopathique, etc.? Il n'y a donc qu'une méthode logique pour réserver place à tous les faits : c'est d'étudier chaque médicament sous tous ses aspects, pour en faire ensuite l'histoire aussi complétement que possible. Pour cela, il est nécessaire de l'étudier à toute quantité, à dose rasorienne, toxique, à dose galénique, à l'état de division hahnemannienne. L'histoire faite ainsi largement permettra d'adapter les doses aux indications. Faisons observer, à la gloire de Hahnemann, que ses doses fractionnées satisfont presque à toutes les indications, à l'exception peut-être de la révulsion et de la dérivation qui s'accomplissent difficilement. Ainsi un petit nombre de médicaments, maniés avec intelligence à tous les degrés de l'échelle posologique, peuvent suffire à la plupart des besoins de la thérapeutique. Si nous ajoutons que Hahnemann a eu le bonheur de faire de ses médicaments des composés agréables, nous verrons quelle part glorieuse il a prise à l'accomplissement de la tâche de guérir et de soulager qui est imposéee à la médecine. Il a écrit une page précieuse dans le livre de la science. Mais cette page n'est pas le livre entier. Préventions et enthousiasmes doivent le reconnaître.

VINGT ET UNIÈME LEÇON

(16 JUIN)

CONSTITUTION DES SCIENCES MÉDICALES

Nous avons suivi jusqu'à présent la méthode analytique, c'est-à-dire que, partant des faits médicaux, nous nous sommes élevés graduellement aux principes, des phénomènes aux causes. C'est le premier pas de la connaissance, c'est un des côtés de la science : *Scientia causarum cognitio.* Une fois arrivés aux causes, aux principes, il nous est permis d'envisager l'ensemble dont nous n'avions jusque-là connu que les détails. Une seconde phase se produit alors dans l'évolution scientifique. L'esprit s'engage dans une route inverse de celle qu'il avait suivie. La synthèse est appelée à compléter l'analyse. Ce travail, qu'on peut appeler la constitution des sciences médicales, consiste à coordonner les principes acquis, à les harmoniser avec leurs conséquences, à tracer le plan des divers départements de la science, à asseoir l'édifice sur la base fixe des premiers principes : *Scientia est doctrina e primis principiis evidenter deducta.*

La première loi de l'organisation des sciences médicales; c'est que la distribution en soit soumise aux principes de hiérarchie qui régissent toute association : rappelons encore une fois ces trois principes :

1° *Perfectius continet imperfectius;*

2° *Supremum infimi attingit infimum supremi;*

3° *Quæ sunt dispersa in inferioribus, unita sunt in superioribus.*

Pour n'indiquer qu'un trait de cette organisation hiérarchique, ne voyons-nous pas cette gradation nettement prononcée, en passant de la physiologie à la pathologie, de la pathologie à la thérapeutique ?

Secondement, indiquons une nécessité métaphysique que nous trouvons dans les êtres logiques aussi bien que dans les êtres réels, à laquelle doivent satisfaire les sciences aussi bien que les composés naturels, que la médecine doit par conséquent subir dans son organisation. La scolastique exprimait ainsi cette nécessité : *Adesse sequitur unitas et distinctio.* Unité et variété sont les conditions de l'être. De nos jours, M. Cousin, dogmatisant au profit de la doctrine panthéistique, a voulu faire de l'unité et de la variété les éléments uniques du beau, confondant dans une synonymie sophistique la beauté avec l'existence, un attribut accidentel avec l'essence de l'âme.

Où est l'unité en médecine ? où est la variété?

Le principe de l'unité de l'homme, unité dans l'individu, unité dans l'espèce, constitue le lien des sciences médicales. C'est l'homme, composé un et constant dans ses manifestations vitales aussi bien que dans ses états morbides, qui est l'objet commun et simultané de la physiologie et de l'hygiène, de la pathologie et de toutes ses branches. A tous les âges de l'histoire de la médecine, des tentatives impuissantes ont été faites pour comprendre les sciences médicales dans une unité dont tous les bons esprits sentaient le besoin, besoin pleinement satisfait par ce principe fécond de l'unité substantielle de l'homme, que nous avons établi au début de ces études de médecine générale.

Quant à la variété, nous ne pouvons nous arrêter pour faire remarquer la richesse des points de vue divers et la coordination savante de tous les détails. D'un côté, l'homme sain, de l'autre l'homme malade; au point de vue physiologique, les organes et les fonctions; dans l'état morbide, les maladies, les causes, les lésions, les symptômes, les remèdes : tels sont les premiers linéaments d'un plan immense dont les cadres accueillent sans confusion les trésors acquis et ménagent l'espace pour l'infinie variété des connaissances de détail que nous promet l'avenir.

Si nous étendons ces considérations jusqu'aux sciences auxiliaires, jusqu'aux sciences accessoires, qui nous initient à la médecine proprement dite, nous reconnaîtrons facilement que, même dans ce plan agrandi, ni l'unité ni la hiérarchie ne nous font défaut. La physique, la chimie, la biologie à tous les degrés, ont un objet commun; le composé naturel dans l'homme n'est que le type le plus élevé, et la distribution hiérarchique de ces sciences est aisée.

La constitution des sciences médicales doit évidemment embrasser l'ensemble et les détails, l'unité et la variété, le côté synthétique et le côté analytique. Ne parlons pas des sciences accessoires. Limitons notre étude aux sciences principales.

Elles se divisent en deux grandes classes qui ont pour objet : 1° l'homme sain ; 2° l'homme malade.

Chacune de ces deux grandes divisions a une partie analytique et une partie synthétique.

Dans l'étude de l'homme sain, à la synthèse répond la physiologie fonctionnelle; à l'analyse, l'anatomie.

Dans l'étude de l'homme malade la synthèse est représentée par la nosologie et la nosographie, qui embrassent tous les états contre nature, causes, lésions, symptômes, etc.; l'analyse, par l'étiologie, science de la cause, et l'anatomie pathologique, science de la lésion.

La physiologie et la pathologie engendrent en outre des *arts :* la physiologie produit l'hygiène ; la pathologie donne naissance à la séméiotique et à la thérapeutique. Ces deux dernières ne sont plus des sciences, ce sont des arts. Le médecin doit en tirer des conclusions pour agir en conséquence des données qu'elles lui fournissent.

Le tableau suivant figure cette distribution :

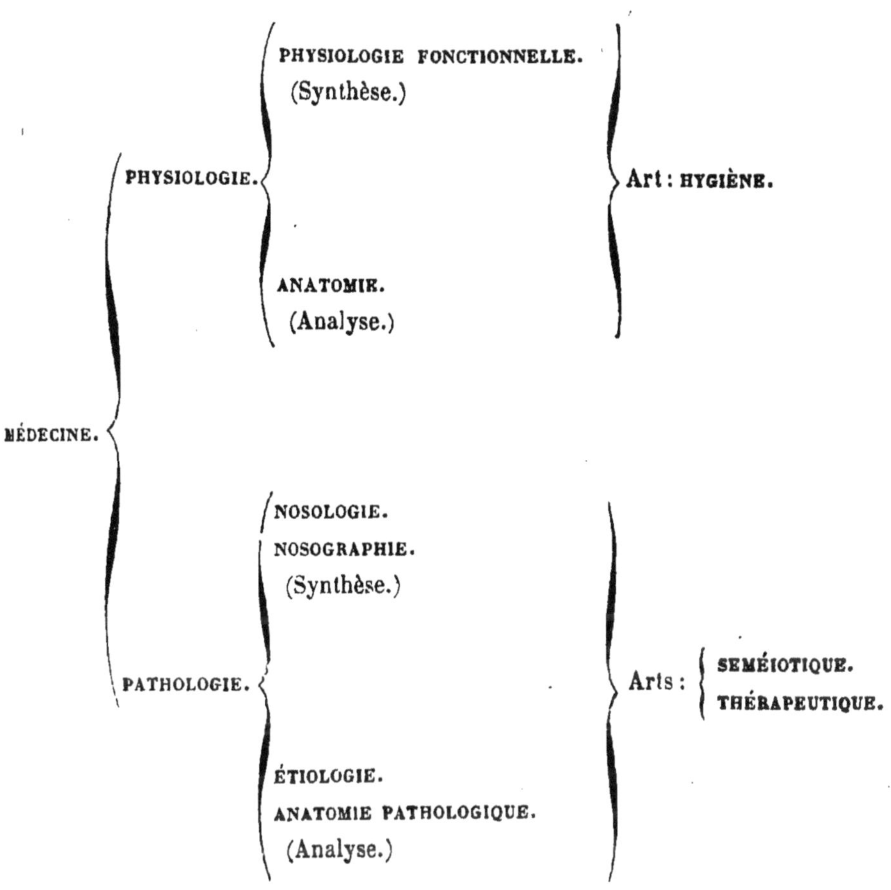

PHYSIOLOGIE

La physiologie, science de la vie, se distribue naturellement en trois ordres de fonctions, correspondant chacun aux trois degrés de vie successifs que l'homme résume dans son être. Ces trois ordres sont :

1° Les fonctions végétatives ;

2° Les fonctions sensitives ;

3° Les fonctions intellectuelles.

Nous avons déjà traité ce sujet autre part ; c'est une raison pour ne pas y insister.

ANATOMIE

Nous avons vu pareillement autre part quel est le plan de l'anatomie, quelle en est la division fondamentale : étude des parties similaires, étude des parties dissimilaires ; anatomie générale, anatomie descriptive.

Passons à l'hygiène.

HYGIÈNE

L'hygiène, simple corollaire de la physiologie, est l'art de régler la vie intellective, sensitive et végétative. Le problème général qu'elle doit résoudre peut se poser ainsi : Quel est le meilleur usage que l'homme puisse faire de ses facultés pour la conservation et la perfection de la vie individuelle et de la vie de l'espèce?

L'homme est un, et la vie dans l'homme n'appartient pas au corps, comme le supposaient les matérialistes, pas plus qu'elle n'est le propre de l'âme, ainsi que l'entendait le spiritualisme de Stahl. La vie est le fait du composé. Voici déjà un principe régulateur pour les enseignements de l'hygiène.

Secondement, les fonctions si variées que réunit l'homme sont échelonnées hiérarchiquement. Il faut donc que les préceptes de l'hygiène tiennent compte de cette subordination des fonctions, les unes par rapport aux autres, et consacrent le respect pour cette hiérarchie.

Dans l'espèce humaine, nous trouvons deux sexes ; nous aurons donc l'hygiène de l'homme et celle de la femme. La vie de l'homme se divise en trois âges ; nous aurons donc l'hygiène des enfants, des adultes, des vieillards. A chaque âge correspondent des périodes : de là l'hygiène de la première enfance, de l'époque de la dentition, de la puberté, de l'*âge critique*, etc.

Il y a aussi l'hygiène des professions, des climats, etc.

Enfin l'hygiène *comparée* des différents peuples offre des enseignements précieux pour les progrès de l'art, en même temps qu'elle peut servir à marquer le degré de civilisation auquel une nation est arrivée.

Les règles de conduite formulées par l'hygiène se rencontrent nécessairement sur un terrain commun avec des règles d'un autre ordre, avec les lois de la morale. Les points de contact sont incessants entre ces deux séries de préceptes, déduits, les uns des lois de la vie, les autres de la notion fondamentale du bien et du mal. On se demande, et la question est d'une importance capitale, quels doivent être les rapports entre ces deux ordres de lois.

Il est évident pour tout esprit sensé qu'entre ces deux vérités il ne peut y avoir de contradiction, et qu'une incompatibilité prétendue de l'hygiène et de la morale est le signe manifeste d'une erreur doctrinale. Fréquemment cependant on a vu ces deux sciences aboutir à des conclusions opposées. Est-ce à dire, pour échapper à des divergences, qu'il faille faire de l'hygiène avec de la morale? La déduction vaudrait, comme valeur absolue, ce que vaut le point de départ; c'est-à-dire que, partant d'une morale exacte, on ne saurait arriver à une hygiène fausse ; mais ce serait là, à coup sûr, une hygiène et très-incomplète et très-illégitime. Faut-il, par une marche inverse, constituer la loi morale avec les préceptes de l'hygiène? Nous dirons de cette seconde tentative ce que nous avons dit de la première. L'une et l'autre méthode seraient donc illégitimes. Cherchons plutôt les causes qui ont pu amener l'hygiène à se mettre parfois en opposition avec la morale ; la connaissance des causes nous conduira peut-être au remède.

La question est d'une actualité frappante. N'est-ce pas de

notre temps qu'on a pu, avec une apparence de logique, signaler dans une chaire officielle la chasteté comme un crime, comme un attentat aux lois de la nature? Combien de fois arrive-t-il à des médecins naïvement convaincus, de révolter le sens moral d'un client, la délicatesse d'une famille, par des conseils imprudents, empruntés à de prétendues nécessités vitales? Qu'on ouvre nos traités d'hygiène les plus autorisés : on verra l'attention de l'auteur se concentrer presque exclusivement sur les fonctions de la vie végétative et de la vie animale; pas ne sera besoin de pruderie pour se scandaliser parfois de la chaleur, de l'enthousiasme, de l'abondance, du coloris inusités qui sont consacrés au tableau de certaines scènes de volupté; on s'étonnera à coup sûr de la place mesquine attribuée aux actes les plus élevés de la nature humaine, aux actes intellectuels et moraux.

Ces observations, cette indigence de l'hygiène ont une cause facile à déterminer. C'est le matérialisme qui a engendré cette hygiène brutale. Habitués à ne voir dans l'homme qu'un organisme animal, on a pris pour des lois absolues tous les appétits de cet organisme, sans même se demander si ces appétits n'étaient pas dénaturés par la dépravation de l'esprit et du cœur. La supposition la moins humiliante que l'on puisse faire, c'est que l'idéal d'une pareille hygiène s'arrête à la perfection organique que nous pouvons travailler à obtenir chez les brutes, chez les animaux dont nous avons fait nos serviteurs.

Nous dirons donc aux hygiénistes : Ne voyez dans l'homme ni un ange ni une bête, souvenez-vous que c'est un homme. La loi de l'être n'est ni dans ses tendances morales, ni dans ses appétits physiques, elle est dans l'harmonie de l'ensemble. Ne soyez ni moralistes ni vétérinaires ; soyez médecins.

En effet, si l'hygiène est différente de la morale, l'hygiène de l'homme est également distincte de l'hygiène des animaux, le premier ayant à remplir des fonctions dont la brute est privée ; conforme à la morale, l'hygiène lui est hiérarchiquement subordonnée, comme cette dernière l'est à la religion.

VINGT-DEUXIÈME LEÇON

(17 JUIN)

PATHOLOGIE

Nous avons vu dans la pathologie deux parts : une synthèse représentée par la nosologie et la nosographie, une analyse représentée par l'étiologie et l'anatomie pathologique.

Pour la partie synthétique de la pathologie, une double tâche est donc à remplir :

1° Déterminer les maladies, leur nombre et leur distribution en groupes naturels ;

2° Décrire chaque maladie.

A la première question répond la nosologie proprement dite ; la seconde est l'objet de la nosographie.

NOSOLOGIE

1° *Déterminer les maladies.*

Il est certain qu'il faut marquer la transition entre l'état physiologique et l'état contre nature (1), entre la santé et son altération.

(1) Il est bien entendu que le mot *contre nature* (παρὰ φύσιν, Galien) est synonyme d'*anomal*, d'*irrégulier*, d'*opposé à l'ordre physiologique*, *à la santé*. Cela ne veut pas dire qu'il soit contre la nature de l'homme d'être malade et que l'impassibilité lui soit naturelle. Avant la chute, l'état de grâce le préservait de la souffrance, de la maladie et de la mort, sous l'empire desquelles il est naturellement tombé par le retrait du don gratuit de la faveur divine. Telle était sur ce point la pensée de J.-P. Tessier, toujours conforme à la théologie. Ceci est pour répondre à une objection qui a été faite. (*N. de la Rédact. de l'Art médical*, où a paru ce Cours pour la première fois.)

Il faut encore fixer nettement le début de la maladie et la distinguer des phénomènes précurseurs qu'on a souvent confondus avec ce début.

Ce n'est pas tout : il faut déterminer le nombre des maladies. Les affections contre nature sont multiples. Il importe donc de distinguer celles qui sont de vraies maladies, les états morbides essentiels, de ce qui n'est que lésion, symptôme, affection symptomatique. Une atrophie musculaire, suite de paralysie, un rétrécissement uréthral consécutif à une blennorrhagie ne seront pas rangés parmi les essences morbides. On ne considérera comme maladie que ce qui a seulement sa raison d'être dans une disposition contre nature du composé vivant lui-même, ce qui ne s'explique que par une prédisposition définie. En effet, si une disposition contre nature trouve sa raison dans l'altération d'une partie ou d'une fonction et non dans l'altération du composé vivant lui-même, ce n'est pas une maladie.

Il faudra encore déterminer si l'ensemble des phénomènes contre nature qu'on aura appelé une maladie, constitue une espèce distincte, ou seulement une variété d'une espèce morbide, ou bien un genre morbide comprenant plusieurs espèces (1). On procédera, pour cette détermination, comme en chimie et en histoire naturelle, en constituant, d'après l'étude des ressemblances et des différences immuables, des genres et des espèces irréductibles les unes dans les autres. Supposons que nous examinions le fait de l'hémorrhagie cérébrale. Elle se trouve souvent chez les goutteux, chez les dartreux, chez les cardialgiques, chez les hémorrhoïdaires ;

(1) Car il y a des maladies qui sont comme des *espèces*, d'autres qui sont comme des *genres*. La pneumonie, par exemple, appartient à la première; la scrofule, la goutte, à la seconde de ces catégories. Quelques-unes des affections symptomatiques de ces grandes maladies peuvent, à la rigueur, à cause de leur importance et de leur manifestation quelquefois isolée, être étudiées comme des espèces d'un même genre morbide. (*N. de la R.* de l'*A. m.*)

donc l'hémorrhagie n'est alors qu'une lésion d'une autre maladie. Mais, dans le bon nombre des cas, elle n'a son explication dans aucune influence de maladie étrangère ; la notion de l'hémorrhagie cérébrale se modifie alors, et c'est une essence morbide que nous constatons, ce que le langage habituel appelle une hémorrhagie essentielle. Il en est de même de tout ce qu'on a confondu sous le nom d'asthme, de convulsions, etc.

2° *Classer les maladies.*

Il est facile de poser les principes d'une bonne classification. Que les maladies se groupent d'après leurs phénomènes constants et d'après l'importance de ces phénomènes. Que les groupes ne soient pas multipliés inutilement ; il importe seulement qu'ils ne rentrent pas les uns dans les autres. Une distribution des maladies ainsi conçue comprendra facilement toutes les maladies dans des groupes irréductibles et subordonnés les uns aux autres : la division sera de la sorte complète, opposée, hiérarchique.

Mais si la théorie d'une classification est facile, il n'en est pas de même de la pratique : il serait impossible de trouver deux nosologistes d'accord. Ce n'est donc qu'avec réserve, à titre provisoire, si l'on veut, et comme moyen d'étude que nous livrons la classification suivante (1) :

(1) Cette classification nous paraît la plus naturelle, dans l'état actuel de la science, et préférable à celles qui ont été proposées, même celle de Cullen, de toutes jusqu'ici la meilleure *.

Du reste, il n'y a de vraiment naturel en nosologie que les *maladies elles-mêmes*, les essences morbides. On pourrait les étudier et les décrire par ordre alphabétique. Les groupes et les classes ont bien moins d'importance, parce qu'ils ont toujours quelque chose d'artificiel. Cependant quelques-uns de ces groupes ne sont pas arbitraires et la tradition les a respectés. Il importe seulement de s'en rendre compte et de les définir par leur

* Dès ses premiers cours à l'école pratique, il y a plus de vingt ans, J.-P. Tessier avait adopté cette classification, base de son enseignement pratique.

1° MALADIES CONSTITUTIONNELLES (1).	GOUTTE. RHUMATISME. MALADIE HÉMORRHOIDAIRE. DARTRE. SYPHILIS. SCROFULE.

caractère naturel. C'est ainsi que les fièvres, les phlegmasies, les diathèses et les maladies constitutionnelles, etc., sont caractérisées, les fièvres par l'*identité de lésion* (quand il en existe : affection intestinale pour la fièvre typhoïde, gonflement de la rate pour la fièvre intermittente) et l'*identité du siége de cette lésion*, ainsi que par la prédominance du mouvement fébrile; les phlegmasies, par l'*identité de lésion* et l'*identité de siége*, mais avec prédominance de l'affection locale; les diathèses, par l'*identité de lésion* et la *diversité de siéges;* les maladies constitutionnelles, par la *diversité de lésions* et la *diversité de leurs siéges;* les maladies pestilentielles, par leur *génie* constamment ou presque constamment *épidémique;* les exanthèmes, par l'*éruption cutanée;* les névroses, par l'*absence ou l'importance secondaire des lésions.*

Ces groupes sont donc naturels : les maladies qui les composent se rapprochent par des analogies frappantes; mais elles n'en sont pas moins toutes absolument distinctes et indépendantes les unes des autres. En effet, ce qu'il y a de plus important en nosologie, c'est de distinguer les vraies maladies des affections symptomatiques, c'est de ne point admettre de symptômes, de lésions au nombre des espèces morbides. Ce défaut de précision a fait jusqu'ici le vice de toutes les nosologies. Il y a sans doute des cas douteux, des incertitudes que le temps et l'observation pourront seuls dissiper. C'est pourquoi on ne doit admettre qu'avec un point d'interrogation certaines maladies dont l'existence indépendante n'est pas encore incontestable, comme, d'un autre côté, il faut laisser libre accès à de nouvelles espèces que l'avenir découvrira peut-être; mais le principe fondamental de cette classification naturelle, c'est qu'elle tend à n'admettre que des maladies ayant une existence propre, fixes, essentielles.

— Telles ont toujours été sur ce point les idées de J.-P. Tessier, dont un certain nombre lui ont été dérobées et ont fait la fortune de certains manuels et de certaines cliniques. Mais elles portent leur marque d'origine, et les *emprunteurs* sont incapables de reconstituer l'ensemble dont elles ne sont qu'une partie.

C'est toujours l'histoire du *sic vos non vobis...* (*N. de la R.* de l'*A. m.*)

(1) Voy. le caractère donné plus haut. Cette épithète ne veut pas dire que ces maladies attaquent plus que les autres la constitution. J.-P. Tessier les appelait aussi *capitales*, en raison de leur importance. (*N. de la R.* de l'*A. m.*)

2° DIATHÈSES. . . . . .

- TUBERCULEUSE.
- CANCÉREUSE.
- PURULENTE.
  - — ESSENTIELLE.
  - — TRAUMATIQUE.
  - — PUERPÉRALE.
- ÉPITHÉLIALE OU SYCOSE DE HAHNEMANN.
  - VÉGÉTATIONS.
  - VERRUES.
  - FICS.
  - POLYPES.
  - TUMEURS FIBREUSES.

3° MALADIES CACHECTIQUES. . . . .

- SCORBUT.
- PURPURA HEMORRHAGICA.
- DIABÈTE SUCRÉ.
- CHLOROSE.
- RACHITISME.
- MALADIE DE BRIGHT.
- CACHEXIE EXOPHTHALMIQUE, OU MALADIE DE BASEDOW (?).
- MALADIE D'ADDISON (?).
- GOITRE et CRÉTINISME.
- LÈPRE.
- GANGRÈNES (?).

4° MALADIES PESTILENTIELLES. . . .

- TYPHUS.
- PESTE.
- FIÈVRE JAUNE.
- CHOLÉRA.
- SUETTE MILIAIRE.
- GRIPPE.

- 5° FIÈVRES.
  - A TYPE CONTINU.
    - FIÈVRE ÉPHÉMÈRE.
    - — SYNOQUE.
  - A TYPE CONTINU RÉMITTENT : FIÈVRE TYPHOÏDE.
  - A TYPE INTERMITTENT.
    - FIÈVRE INTERMITTENTE.
    - — BÉNIGNE.
    - — COMMUNE.
    - — RÉMITTENTE.
    - — PERNICIEUSE.
  - ÉRUPTIVES.
    - VARIOLE.
    - VARICELLE (?).
    - VACCINE.
    - SCARLATINE.
    - ROUGEOLE.
- 6° EXANTHÈMES
  - ROSÉOLE (?).
  - ACRODYNIE.
  - HERPÈS.
  - URTICAIRE.
  - FURONCLE.
  - ANTHRAX.
  - ÉRYTHÈME (1).
- 7° PHLEGMAMASIES.
  - ÉRYSIPÉLATEUSES OU SUPERFICIELLES
    - ÉRYSIPÈLE.
    - ANGEIOLEUCITE.
    - MÉNINGITE.
    - STOMATITE.
    - ENTÉRITE (?).
    - PLEURÉSIE.
    - PÉRICARDITE.
    - ENDOCARDITE,
      - ET SUITES : ANEVRISME DU CŒUR (?).
    - AORTITE.
    - PÉRITONITE.

(1) Qu'on ne soit pas étonné du petit nombre d'éruptions cutanées admises ici. Il ne s'agit que des *maladies* essentielles. Les autres *affections* de la peau sont symptomatiques et dépendent de la scrofule, de la dartre, de la goutte, de la syphilis. etc. (*N. de la R.*)

7° PHLEGMASIES (Suite).

- PSEUDO-MEMBRANEUSES.
  - DIPHTHÉRITE.
    - ANGINE COUENNEUSE.
    - CROUP.
- PHLEGMONEUSES . . . .
  - ENCÉPHALITE.
  - MYÉLITE.
  - OTITE.
  - PHLEGMON DE L'ORBITE.
  - DE L'ŒIL.
  - GLOSSITE.
  - ESQUINANCIE.
  - PNEUMONIE.
  - ABCÈS DU FOIE.
  - ABCÈS PÉRIRÉNAL.
  - DYSENTERIE.
  - ORCHITE.
  - OVARITE.
  - ABCÈS DE LA FOSSE ILIAQUE.
  - ABCÈS DU PÉRINÉE.
  - PHLÉBITE.
  - ARTÉRITE.
  - ABCÈS DES MEMBRES.
  - — DES DOIGTS : PANARIS, etc.
  - INFLAMMATION DES OS : NÉCROSE.
- CATARRHALES. . . .
  - OPHTHALMIE.
  - RHUME.
    - CORYZA.
    - ANGINE.
    - LARYNGITE.
    - BRONCHITE.
  - CATARRHE SUFFOCANT.
  - DIARRHÉE.
  - CATARRHE DE LA VESSIE.
  - — DE L'UTÉRUS.
  - — VAGINAL.
  - — URÉTHRAL.
  - BLENNORRHAGIE.

8° HÉMORRHAGIES.
- ÉPISTAXIS.
- HÉMORRHAGIE CÉRÉBRALE.
- APOPLEXIE PULMONAIRE.
- HÉMATHÉMÈSE (?).
- HÉMORRHAGIE INTESTINALE.
- HÉMATURIE.
- MÉTRORRHAGIE.
- HÉMORRHAGIE GÉNÉRALE (?).

9° FLUXIONS.
- CONGESTION CÉRÉBRALE.
- FLUXION DENTAIRE.
- OREILLONS.
- CONGESTION PULMONAIRE.
- FLUXION OVARIQUE.

10° FLUX.
- ÉPHIDROSE (?).
- SCIALORRHÉE (?).
- POLYURIE.
- PERTES SÉMINALES.
- GALACTORRHÉE.

11° RÉTENTIONS.
- RÉTENTION DE BILE : ICTÈRE.
- — DE SALIVE.
- — D'URINE, etc. (?).
- ILEUS.

12° HYDROPISIES.
- ÉPANCHEMENT DANS LES CAVITÉS NATURELLES.
  - ANASARQUE.
  - ASCITE.
  - HYDARTHROSE.
  - HYDROCÉPHALE.
  - HYDRORACHIS.
  - HYDROCÈLE.
- DANS LES CAVITÉS ACCIDENTELLES.
  - HYDROPISIE ENKYSTÉE DES OVAIRES.
  - — KYSTES.

13° NÉVROSES.

- SPASMES.
  - HYSTÉRIE.
  - ÉCLAMPSIE.
  - ÉPILEPSIE.
  - TÉTANOS.
  - CHORÉE.
  - CONTRACTURE IDIOPATHIQUE.
  - SPASME DU SPHINCTER DE L'ANUS (?).
  - SPASME DE LA GLOTTE.
  - ASTHME.
  - COQUELUCHE.
  - ANGINE DE POITRINE.
- DOULEURS
  - NÉVRALGIES.
    - FACIALE.
    - INTERCOSTALE.
    - SCIATIQUE.
    - ILÉO-PUBIENNE.
    - CERVICO-DELTOIDIENNE.
  - MYALGIES.
    - TORTICOLIS.
    - PLEURODONIE.
    - LUMBAGO.
  - VISCÉRALGIES
    - MIGRAINE.
    - CARDIALGIE (?).
    - DYSPEPSIE.
    - COLIQUE HÉPATIQUE.
    - — NÉPHRÉTIQUE.
- DÉBILITÉS.
  - PARALYSIES ESSENTIELLES.
  - — DE LA FACE.
  - — DU GRAND DENTELÉ.
  - — DES MUSCLES DE L'ŒIL.
  - PARAPLÉGIE.

- 13° NÉVROSES. (Suite.)
  - DÉBILITÉS (Suite).
    - AMAUROSE.
    - SURDITÉ.
    - ATROPHIE MUSCULAIRE (?).
    - ATAXIE LOCOMOTRICE PROGRESSIVE (?).
    - SYNCOPE (?).
  - VÉSANIES
    - HYPOCHONDRIE.
    - FOLIE.
    - DÉMENCE.
    - PARALYSIE GÉNÉRALE.
    - PELLAGRE.
- 14° DÉSORDRES DES AGES.
  - SCLÉRÊME.
  - MAL DE DENTITION.
  - DYSMÉNORRHÉE.
  - TROUBLES DE LA GROSSESSE.
  - — DE LA MÉNOPAUSE.
- 15° MALADIES COMMUNIQUÉES.
  - RAGE.
  - MORVE ET FARCIN.
  - PUSTULE MALIGNE.
  - COW-POX.
- 16° MALADIES PARASITAIRES.
  - TEIGNES.
  - GALE.
  - VERS ET INSECTES, etc.
- 17° EMPOISONNEMENTS PAR LES :
  - MINÉRAUX.
  - VÉGÉTAUX.
  - ANIMAUX.
- 18° MALADIES TRAUMATIQUES.
- 19° MALADIES PROFESSIONNELLES.

Un dernier *mot* sur les *desiderata* et les imperfections de toute classification nosologique : la cause en est dans la nature des maladies, qui sont des *états essentiels*, non des *espèces* proprement dites.

VINGT-TROISIÈME LEÇON

(18 JUIN)

NOSOGRAPHIE

La méthode nosographique a varié dans l'histoire de la médecine.

Hippocrate trace à grands traits le tableau de la maladie. Mais la description est tellement succincte, l'esquisse si rudimentaire que le signalement de la maladie reste dans le vague. Il n'a fallu rien moins que l'expédition de Morée et la longue observation de nos guerres d'Afrique pour nous faire reconnaître dans les fièvres de la Grèce et de l'Algérie la description abréviative de la fièvre, telle que nous l'a laissée Hippocrate.

Après Hippocrate vient Arétée de Cappadoce. La physionomie de la maladie est saisie par Arétée avec une netteté de perception qui fait le plus grand honneur à son sens médical, et rendue d'une manière frappante, caractères et symptômes, dans une description dont on ne peut regretter que la brièveté. Beaucoup de ces tableaux sont de petits chefs-d'œuvre sous le rapport de l'art.

Avec Galien l'art descriptif fait place à une méthode nouvelle. Tous les points relatifs à la maladie sont abordés par la discussion, toutes les questions traitées une à une, avec un but systématique, la recherche du traitement : *Natura morborum indicat curationes*. Cette méthode analytique est à coup sûr une manière savante ; mais la préoccupation systématique qui y domine risque de fausser la description. Rien de plus inopportun qu'un idéal dans un portrait dont le premier mérite doit être la fidélité.

Les Arabes, héritiers des doctrines de Galien, ont, malgré leurs traditions d'école, fait faire des progrès à la nosographie. C'est à cette époque qu'apparurent dans la science médicale les fièvres éruptives, variole, scarlatine, rougeole. La nouveauté de ces maladies les laissait en dehors de tout système. Ce fut un bonheur : car tout le travail des observateurs se concentra sur la description aussi complète que possible de ces faits nouveaux. Cette méthode descriptive, qui vise seulement à la fidélité d'expression, qui enregistre purement les faits observés, se conserve, se transmet, se perfectionne pendant la durée du moyen âge ; nous la voyons pratiquer dans toute sa simplicité par Sennert.

A mesure qu'on proclame plus hautement la nécessité de l'observation, les descriptions deviennent plus riches, plus analytiques. Chaque jour des faits nouveaux s'ajoutent aux faits déjà connus; Fallope distingue la rougeole de la scarlatine; d'abondants matériaux s'amassent pour la nosographie. Que ces richesses soient mises en œuvre par un vrai talent médical, nous aurons alors des tableaux irréprochables, nous aurons, par exemple, sur la goutte, sur la variole, les belles pages de Sydenham, de Borsieri, destinées à rester classiques dans la littérature médicale.

Toutes les écoles modernes ont déployé une activité qui a enrichi les archives médicales. Deux écoles surtout, celle de Boerhaave et celle de Stahl, ont produit des travaux sans nombre. Les Stahliens, condamnés par leur doctrine à l'expectation, c'est-à-dire à l'abstention dans la pratique, se sont adonnés surtout à la partie descriptive de la médecine. Les disciples de Boerhaave sont plutôt anatomo-pathologistes que nosographes; les préoccupations de l'iatro-mécanique, de l'iatro-chimie, faussent plus d'une fois leurs appréciations. Cependant il y aurait injustice et ingratitude à ne pas reconnaître les services éminents rendus à la nosographie, malgré la fausseté d'un grand nombre de leurs théories, par Morgagni, par Fr. Hoffmann, par Cullen, par Van-Swieten, et par la section de Vienne, que représentent de Haen, Stoll, Frank, Hildenbrand. Enfin, sur une foule de sujets, des travaux monographiques ont résumé les connaissances acquises.

L'école de Boerhaave se divise en deux autres écoles : l'école nosologique, qui s'étend de Félix Plater à Pinel, l'école anatomique qui, par Morgagni, Corvisart, Laennec, aboutit à l'école de Paris actuelle. Celle-ci a insisté surtout sur les lésions et les a données pour des maladies. Nos prétendus observateurs modernes n'ont guère fait que des descriptions arbitraires en faussant le plus souvent l'ordre anatomique.

En considérant les richesses immenses accumulées par les travaux des médecins, il est triste d'avoir à constater à quels pauvres résultats est arrivée notre nosographie. L'école nosologiste nous a donné des divisions puériles et fantaisistes : l'un avait fixé le chiffre des espèces morbides à 1,500, Sauvage le porte à 1,800 : pour Pinel, il n'y a pas moins de 65 espèces de fièvres. De nos jours, dans les ouvrages les plus accrédités, la description d'une maladie n'est-elle pas presque uniquement un exposé d'anatomie pathologique? Enfin le plus triste signe de l'impuissance nosographique nous est donné par un ouvrage dont le succès mesure l'indigence d'une époque. Le *Guide des médecins praticiens*, renonçant à la description, se borne à faire un état de lieux *a capite ad calcem*. Ce procès-verbal est, du reste, parfaitement assorti avec les tableaux de diagnostic différentiel et les recettes thérapeutiques qui font de ce manuel le guide de la pratique aveugle.

Quelle est la cause de cette faiblesse dans une science à laquelle ni le talent ni le travail n'ont fait défaut? Elle est dans l'esprit de système, dans l'influence d'erreurs doctrinales qui pèsent sur chacune des écoles, matérialisme, confusion de la lésion avec la maladie, observation mal entendue, etc.

Comment décrire une maladie?

Le nom de la maladie, avec sa signification étymologique et ses synonymes, constitue déjà une légende qui, à elle seule, représente la pensée de la tradition médicale sur le sujet en question.

Il faut définir la maladie. La chose est facile lorsque les cadres nosologiques sont faits. La maladie est déterminée par deux caractères, celui de la classe à laquelle elle appartient, et secondement le caractère spécifique qui en fait une des individualités de cette classe. C'est ce qu'on appelle la définition par genre prochain et par différence prochaine.

Vient ensuite le tableau abrégé de la maladie dans son ensemble. Il y a impossibilité absolue de formuler des règles à cet égard; c'est au sens médical et littéraire du nosographe de disposer son dessin, de donner à chaque trait la place et le relief qui lui conviennent.

A cette vue d'ensemble succède la partie analytique, la division de la maladie en sous-ordres. Si c'est une maladie générique, la goutte, par exemple, il faudra indiquer les espèces ; si c'est une espèce, en énumérer les formes.

Un précepte général doit toujours être présent à la pensée de l'auteur. Netteté dans les cadres, sobriété dans les descriptions.

Dans le tableau de chacune des espèces ou des formes de la maladie, les matières se distribuent d'après une règle éminemment simple et logique, c'est que la description suive l'ordre d'évolution des phénomènes morbides.

Les causes se présentent en premier lieu. Toutes doivent

avoir leur place, sans préoccupation systématique. Mais cette place varie dans chaque maladie, suivant leur importance relative dans cette maladie. Faire par préjugé exclusion de quelques-unes de ces causes serait chercher l'erreur; les énoncer dans un ordre constant et invariable, sans tenir compte de leur valeur actuelle, ce serait faire un catalogue, non une description. Dans la fièvre typhoïde, par exemple, comme dans la dartre, dans l'hémorrhoïde, les causes instrumentales jouent un rôle insignifiant, tandis que, dans la pneumonie, dans le rhumatisme, elles manifestent une influence qui prime celle de la prédisposition.

Les lésions, qui sont l'effet immédiat de la cause, et qui à leur tour engendrent des symptômes, doivent venir après les causes. Il faut qu'elles soient étudiées dans leurs rapports avec ces causes. On suivra l'ordre de leur évolution et de leur marche à chacune. L'ulcération de la fièvre typhoïde, par exemple, a sa marche variable suivant les formes de la maladie, et sa place déterminée dans l'apparition successive des lésions caractéristiques. Ce n'est pas tout : les rapports des lésions entre elles constituent ce que nous avons appelé la pathogénie des lésions; les données de la science à cet égard seront mises à profit : on déterminera, par exemple, dans l'asthme, quels sont les rapports de l'inflammation des bronches avec la production de l'emphysème et de la déformation thoracique.

Les symptômes principaux seront mis en relief. Leur mode de production, quand ils se rattachent à des lésions déterminées, leur fréquence, leur importance dans la maladie seront exposés. Il ne suffit pas qu'ils soient énoncés : il faut encore que le cachet par lequel ils trahissent l'expression d'une maladie spéciale soit signalé. La dyspnée, par exemple, symptôme commun à tant d'affections si diverses, revêt dans chacune d'elles un cachet particulier, qui est, suivant l'expression consacrée, pathognomonique. Ce n'est pas encore assez de ces rapports des symptômes avec la maladie et avec la lésion ; reste l'évolution des symptômes et les rapports avec les autres troubles fonctionnels. Nous parlions précédemment de l'asthme ; quel est dans l'asthme le caractère particulier de la dyspnée? Quelle en est la durée, la marche? Quels sont les rapports de cette dyspnée spasmodique avec les lésions de l'asthme, inflammation bronchique, emphysème, etc., les rapports avec les autres symptômes, la toux, l'expectoration, etc.?

Cette description par causes, lésions, symptômes, d'après l'évolution naturelle de la maladie, se complète par l'indication des phases familières à la maladie, c'est-à-dire des changements qui troublent cette marche régulière. Nous avons vu que la connaissance de ces phases, tantôt funestes, tantôt salutaires, n'était pas seulement un complément précieux de l'histoire de la maladie, qu'elle était encore la source d'indications importantes.

Le diagnostic de la maladie sera fait, s'il est nécessaire, et avec une précision proportionnelle à la difficulté. En quelques mots les éventualités et les réserves du pronostic seront indiquées.

Une fois au traitement, il importe de se rappeler ce que nous avons exposé relativement à l'indication et au remède. Deux obligations se présentent : 1° poser les indications, d'après les considérants qui les fournissent, d'après la maladie, les causes, les lésions, les symptômes prédominants, les phases, etc.; 2 tracer la conduite du médecin en face de la maladie, son action auprès du malade, la diététique et la thérapeutique, le choix des aliments, de la température, de l'exercice physiologique, aussi bien que des agents médicamenteux et de leur mode d'administration.

Un programme nosographique ainsi conçu satisfait à toutes

les exigences de la science et de l'art, de l'observation médicale et de la mission bienfaisante que doit réunir la profession. Le tableau de la maladie comprend tout, depuis le nom de la maladie jusqu'à la préparation des remèdes. Tout y est dans son rang, nosologie, étiologie, anatomie pathologique, séméiotique, pathogénie, thérapeutique. Ajoutons que, libre de toute influence de système, ce cadre se prête avec une merveilleuse élasticité aux faits nouveaux qui viendront compléter l'histoire de la maladie.

VINGT-QUATRIÈME LEÇON

(19 JUIN)

ÉTIOLOGIE

Nous avons vu que les maladies se divisent, sous le rapport étiologique, en deux classes. Les unes, produites par des causes extérieures, présentent un appareil de lésions et de symptômes qui est rigoureusement, presque mathématiquement en rapport avec la cause matérielle qui a agi ; les brûlures, les plaies, les fractures sont dans ce cas ; on les appelle des maladies de cause extérieure. Les autres sont dites des maladies de cause interne, parce que leur origine légitime est dans une prédisposition définie de l'individu ; les causes extérieures que signale l'observation dans la production de ces maladies ne sont en rapport exact ni avec l'intensité des phénomènes morbides, ni avec l'espèce de l'affection produite. L'étiologie a pour objet de déterminer exactement le mode de production des maladies de la première espèce dans lesquelles se présente un rapport rigoureux de cause à effet, d'indiquer le rôle que jouent, dans les autres maladies, les causes instrumentales qui mettent en jeu la prédisposition définie.

L'étiologie d'Hippocrate accuse vaguement l'influence de l'eau, de l'air et des lieux. Galien fit un pas de plus en signalant l'action des poisons. Au moyen âge, l'école de Salerne se contenta de tracer des préceptes d'hygiène fonctionnelle comme moyen préservatif général contre l'invasion des maladies. Il faut aller jusqu'au XIXe siècle pour assister à l'inauguration de l'étiologie comme science, à la constitution d'une méthode rigoureuse.

La méthode étiologique a été fondée par le médecin romain Zacchias, et c'est au service de la médecine légale qu'elle a contracté des habitudes de précision et de sévérité. La rigueur de la procédure judiciaire ne peut, ni accepter une causalité de fantaisie, ni se payer d'une interprétation systématique : il lui faut la constatation des faits et des conclusions rigoureuses. L'étiologie se trouve aussi obligée de suivre la voie étroite, mais infaillible, de l'observation, en ce qui regarde les violences traumatiques ou toxiques sur lesquelles le médecin légiste est appelé à se prononcer.

La méthode si heureusement employée fut bientôt mise au service de nouveaux besoins. Le mécanisme des lésions chirurgicales devint l'objet de recherches de plus en plus précises. La toxicologie apparut à son tour, fondée tout entière sur les renseignements directs de l'observation. Les influences morbifiques qui produisent les maladies de cause externe, influences traumatiques, influences toxiques, ont été, par conséquent, déterminées avec une précision jusqu'alors inconnue. C'est un progrès considérable pour l'étiologie, qu'on pourrait appeler l'étiologie individuelle, et ce progrès se traduit immédiatement par une perfection remarquable de l'hygiène relativement à ces influences que nous venons de signaler.

Mais les causes qu'abordent la médecine légale, la toxicologie, la pathologie dite externe, ne sont pas les seules qui influent sur la production des maladies. De plus, il n'y a pas que l'étiologie individuelle.

Il faut donc étudier les causes qui agissent non plus sur l'individu isolé, mais sur des groupes plus ou moins étendus, la contagion, par exemple. Les pérégrinations désastreuses de la variole, du choléra, du typhus ont été des occasions de recueillir sur ce sujet de riches documents. L'école d'Alfort a institué sur l'inoculation des études pleines d'intérêt.

Certaines causes exercent leur action sur la famille et sur ses représentants successifs. Nous n'entendons pas seulement parler de l'hérédité, qui est la transmission par voie de génération de maladies acquises à la race; mais encore les passions, les habitudes de la famille, ses conditions de bien-être, son organisation intérieure engendrent des états morbides correspondants. A des habitudes de luxe, à une vie opulente et oisive, s'ajoutent, comme un second et triste apanage, l'hystérie chez les femmes, la paraplégie si commune chez les hommes avec l'abus du tabac et des amours faciles, la folie qui si souvent accompagne l'orgueil, la goutte et l'interminable cortége de maladies qui suit la gourmandise. La misère, à son tour, conduit à la scrofule, à la tuberculisation, à l'idiotie. Tous les États ont remarqué l'effrayante mortalité qui frappe les fruits d'unions illégitimes.

D'autres causes menacent certaines populations. La pellagre dans les Asturies, la fièvre de marais dans la Sologne, le crétinisme dans le Valais, les maladies parasitaires dans quelques contrées, hydatides en Islande, ténias en Suisse, nous en offrent des exemples. En ce moment même, les habitants de la capitale subissent une influence morbide jusqu'alors étrangère à cette station ; des accidents intermittents sont apparus avec les mouvements de terrain dus aux travaux d'embellissement. Déjà ceux des fortifications avaient produit des effets analogues.

Dans chaque nation, se présentent des maladies diverses, sous des influences variables. La position géographique, le climat, la constitution géologique, la constitution sociale, l'organisation politique, les croyances et les habitudes religieuses sont autant d'éléments dont l'étiologie doit tenir compte.

Enfin, les continents eux-mêmes renferment des foyers

pestilentiels d'où le fléau s'élance à ses heures pour accomplir d'effroyables dévastations. Le typhus nous est venu de la malheureuse Irlande; c'est de l'Égypte qu'est sortie la peste; le choléra et la fièvre jaune s'élèvent des bouches du Gange et du Mississipi. Il est de la plus haute importance de chercher à prévenir des irruptions nouvelles, en assainissant les deltas, en appliquant, pour l'hygiène de l'humanité, les puissants moyens de l'industrie moderne à une œuvre que n'accomplissent ni l'impuissance des populations riveraines, ni l'incurie des gouvernements locaux.

D'abondants matérieux sont réunis pour la science étiologique : reste à les mettre en œuvre, en sachant rester fidèle aux habitudes de rigueur de la médecine légale. On ne saurait exiger de la part de l'étiologiste trop de fidélité à la vérité, trop de détachement de toute prévention, de tout système. C'est ici que doit s'appliquer, dans toute sa sévérité, la méthode de Bacon, qui n'est autre chose que l'application des défiances de la procédure aux faits de la science. Le médecin peut-il affirmer la cause qu'il signale sur la foi du serment? Il serait absurde de demander moins à une affirmation qui prétend faire foi en matière scientifique, qu'il n'est demandé au médecin légiste pour éclairer le verdict d'un tribunal.

Il ne suffirait pas, pour l'étiologie, d'indiquer, même sans erreur, les agents qui peuvent être cause de maladie. Il faut encore que chaque cause déterminée soit mise en regard de la maladie déterminée à la production de laquelle elle prend part. Ce ne serait pas assez, par exemple, de signaler l'influence des passions pour l'altération de la santé; il faut savoir quelle maladie est produite par telle passion donnée; il faut montrer l'orgueil s'associant avec la folie, la peur conduisant à l'épilepsie, la mollesse et la frivolité à l'hystérie, la débauche servant d'acheminement vers la paralysie, l'hébêtement, l'imbécillité, la démence.

La cause déterminée ainsi d'une manière positive et précise doit être soumise à une étude plus approfondie encore. Tout n'est pas dit quand on a rapproché l'insolation de la méningite, l'impression du froid de la pneumonie, le refroidissement humide du rhumatisme. Étant donnés le malade et la cause sous l'influence de laquelle il a été placé, il faut que cette cause soit suivie depuis sa première impression jusqu'au terme où s'épuise sa vitesse acquise, si l'on peut parler ainsi. Il est clair que cette investigation est subordonnée à l'étendue des connaissances anatomiques, physiologiques, pathogéniques que possède la médecine du jour. Parallèlement au progrès de la science sur ces questions, marchera la poursuite analytique des influences multiples et successives d'une cause morbifique, la notion de plus en plus complète du retentissement qu'elle produit dans toutes les régions de l'organisme. Que ne pouvons-nous pas attendre pour l'avenir de la physiologie du grand-sympathique, si profondément inconnue aujourd'hui, de la connaissance ultérieure des rapports des nerfs ganglionnaires avec les nerfs de la vie animale? Alors peut-être s'expliqueront les nombreux et mystérieux échanges qui s'accomplissent entre les impressions sensorielles et les phénomènes végétatifs. Espérons encore que la connaissance plus étendue des sphères de vitalité signalées par Bichat transformera en rapports évidents de causalité une foule de relations reléguées jusqu'à présent dans le groupe indécis des rapports sympathiques. Considérons seulement la peau, ses susceptibilités, ses rapports. Kyste universel, elle est en rapport avec tous les kystes internes; elle reçoit des nerfs de toute sorte. Aussi n'est-il aucune de ses impressions qui ne retentisse autre part, comme il n'est aucune affection qui ne lui imprime une modification. A l'état physiologique, comme à l'état morbide, l'importance de son rôle est manifeste. Sa sécrétion se balance avec la sécrétion rénale. Qu'une chaleur intense l'impressionne, ou qu'un refroidissement la saisisse, aussitôt la vie végétative est atteinte dans ses organes élémentaires : il survient des phénomènes qui servent d'accidents communs entre la santé et la maladie, qui servent de passage de l'une à l'autre et mettent en jeu les prédispositions définies. Tantôt c'est le fièvre de l'érysipèle, ou les accidents de la méningite qui se manifestent; tantôt une colique, ou la suppression si redoutable d'une éruption scarlatineuse, ou la pneumonie, la pleurésie, etc. Les applications hydrothérapiques elles-mêmes manifestent toute la richesse des relations d'un organe qu'il est si rare de provoquer sans résultat.

Il faut donc que l'action de la cause soit suivie aussi loin que possible, jusqu'à ce qu'on arrive à certains phénomènes après lesquels le travail morbide commencé reçoit une direction déterminée de cette cause inconnue dans son essence, que nous avons appelée la *prédisposition définie*. Lorsqu'il ne reste plus pour explication que la prédisposition, il serait superflu de pousser plus loin les recherches. La nature intime de la maladie se dérobe à notre investigation : ce qui explique ne s'explique pas.

Ainsi dirigée et limitée, l'étiologie échappe à la fois aux banalités d'une énumération confuse et à la déception de recherches stériles. Toutes les causes réelles sont comprises dans ce programme; et, si nombreuses que puissent être les causes de maladies, puisqu'il n'est pas de force dans la nature qui ne puisse agir sur l'homme, aucune d'elles n'échappe à l'observation. Est-ce à dire pour cela qu'il soit nécessaire de soumettre à l'expérimentation toutes les causes possibles, d'étudier successivement chaque espèce, chaque substance minérale, végétale ou animale? Ce serait là une tâche sans fin, une tâche impossible. Il est plus rationnel d'enregistrer avec soin les faits étiologiques que nous révèle l'expérience malheureuse de tous les jours. N'allons pas expérimenter à tout hasard des agents minéraux sans nombre;

mais notons les dangers des substances les plus familières, plomb, cuivre, arsenic, phosphore, etc. Ne tentons pas de varier à l'infini, par curiosité scientifique, l'alimentation de l'enfance ; mais sachons qu'une alimentation trop succulente, à un âge où l'organisme ne l'assimile pas avec profit, a souvent pour terme le rachitisme.

A propos de la *Pathogénie*, nous avions suivi une marche inverse. Nous avions étudié d'abord la Prédisposition définie, et nous avions vu la cause instrumentale venir s'y ajouter pour produire la maladie. On voit que ces deux méthodes se complètent l'une par l'autre.

VINGT-CINQUIÈME LEÇON

(21 JUIN)

ANATOMIE PATHOLOGIQUE

L'interprétation étiologique s'est arrêtée forcément devant une cause terminale, nécessaire, profondément inconnue dans sa nature intime, la Prédisposition définie. C'est maintenant sous la dépendance de la Prédisposition définie que se rangent les phénomènes successifs de la maladie, lésions et symptômes. Nous insistons à dessein sur ce point de départ.

La science de la lésion, l'anatomie pathologique, qui doit tant aux travaux modernes, est devenue, pour cette raison, la science de prédilection de notre époque. Aussi loin que remontent les annales de la médecine, l'anatomie pathologique nous offre ce singulier spectacle de ne pouvoir entrer dans les cadres de la science que par violence et au prix d'une confusion déplorable. Aussi sa constitution est-elle loin d'être arrêtée.

Dans la suite de la tradition médicale, le rôle de la lésion est à peu près constamment méconnu ; c'est à peine si, de loin en loin, quelques vagues lueurs tendent à présenter ce fait sous son vrai jour, à lui restituer sa signification légitime.

Nous avons vu les obscurités, les tâtonnements d'Hippocrate, semblant réunir, dans une conception unique, tantôt la cause et la lésion, tantôt la lésion et la maladie.

Dans Galien, l'erreur est formelle, la majeure partie des faits morbides est absorbée au profit de la lésion. Les maladies sont de trois espèces : maladies des solides, maladies des liquides, maladies des forces, c'est-à-dire que les lésions sont identifiées avec les maladies. Mais où sera la cause? Dans une altération des liquides, des humeurs, c'est-à-dire dans un ordre de lésions détaché. La lésion cause la maladie. Tels sont les errements ou, pour mieux dire, les ornières dans lesquelles le galenisme s'engagea pour n'en plus sortir.

A une époque, pendant la durée du moyen âge, on put espérer que la médecine s'apprêtait à rompre avec ces préjugés sur la lésion. La philosophie scolastique avait mis à jour la pauvreté de la doctrine des quatre éléments; elle avait établi que chaque substance possède des propriétés qui ne peuvent s'expliquer par le chaud ni par le froid, par le sec ni par l'humide, propriétés inconnues dans leur essence, irréductibles dans les limites de la doctrine accréditée, et qu'elle appelait du nom de propriétés spécifiques. Du coup les antiques fondements du galénisme s'ébranlaient, et une direction nouvelle engendrait la physique et la chimie modernes. En même temps, des affections nouvelles se présentaient à l'observation, et la nosographie séparait nettement la maladie de la lésion. Mais ces aperçus, ces intuitions ne conduisirent pas à une réforme, et bientôt l'erreur traditionnelle fut rajeunie par de nouvelles formules.

L'école de Boërhaave assimila d'une manière catégorique la maladie, la cause et la lésion. Rappelons la pensée de l'illustre Morgagni : *De sedibus et causis morborum per anatomen indagatis*. L'hippocratisme et le galénisme, réveillés de leur torpeur par le mouvement scientifique du temps, n'avaient pas la force de secouer le joug d'erreurs séculaires. En vain Stahl fit entendre quelques vagues réclamations : « Il ne faut pas toujours prendre la lésion pour cause, souvent elle n'est qu'un effet de la maladie. » Cette vague protestation de l'instinct médical n'engendra pas de conclusion, même dans la pensée de son auteur.

Vint enfin le matérialisme organiciste, qui fit des états anatomiques son étude exclusive, et qui a réduit l'étude de la maladie à une description grossière de la lésion et à une symptomatologie écourtée.

Il est superflu de revenir sur la distinction que nous avons établie entre les quatre ordres d'affections contre nature. Disons, en complétant et en généralisant une idée entrevue au moyen âge : Les lésions sont les caractères des maladies ; elles en sont l'empreinte anatomique. Par cette interprétation, les embarras des écoles sont dissipés ; il n'y a plus d'incertitude, plus de double emploi. Changeons seulement un mot dans le titre de Morgagni : *De sedibus et characteribus morborum ;* et l'ouvrage du célèbre anatomiste, dégagé de l'impression d'une erreur capitale, resplendit de tout l'éclat de son autorité.

La lésion est le caractère anatomique de la maladie. Ce principe, cette définition limitent nettement le champ et la méthode de l'anatomie pathologique. Toute déviation du type anatomique normal relève de la science de la lésion. Tous les procédés d'examen physique, dissection, dessiccation, réactifs chimiques, microscope, etc., sont des moyens qu'elle a le droit et le devoir de mettre en réquisition.

La lésion peut porter sur toutes les parties organisées, ou organisables du corps humain, sur les parties intégrantes de l'organisme, comme sur les produits en voie de formation. En allant du simple au composé, elle peut s'attaquer à tous les degrés d'une série que nous avons déjà exposée, depuis la molécule organique jusqu'aux tissus, aux organes et aux grands appareils : l'altération doit être suivie dans toutes ses variétés à tous les degrés de cette série.

La cellule baigne dans un liquide plus abondant que de

coutume, comme il arrive pour un cartilage qui subit une imbibition, ou bien elle s'altère en elle-même.

La molécule organique complexe peut être atteinte dans chacun des éléments du petit appareil qu'elle présente, vaisseaux, nerfs, tissu propre, atmosphère. Elle peut être atteinte dans son ensemble par l'inflammation, la suppuration, la gangrène.

Le tissu, l'organe, l'appareil subissent à leur tour des altérations. Tantôt c'est un plus ou moins grand nombre de leurs molécules qui participent à une des altérations précédentes, tantôt c'est le nombre des molécules qui varie, c'est l'atrophie ou l'hypertrophie. Parfois l'un des éléments constitutifs prend un développement excessif : ainsi l'art de l'éleveur vise, dans la production des viandes de boucherie, à obtenir l'infiltration graisseuse entre les fibres musculaires ; que ce résultat se poursuive, s'étende, se généralise à d'autres organes que les muscles, nous touchons à la lésion, lipôme, dégénérescence graisseuse.

D'autres fois, ce sont des produits nouveaux, des dépôts plastiques qui persistent, des tissus hétéromorphes qui étouffent et remplacent les tissus normaux.

A ce principe d'ordre de suivre en anatomie pathologique les termes de la série organique s'en ajoute un second : c'est de noter la hiérarchie des lésions. Ainsi, il importe de séparer la fluxion, simple phénomène vasculaire, ou même l'infiltration sanguine, de l'inflammation qui saisit toute la substance, tissu propre, nerfs et vaisseaux. Il faut placer à leur rang respectif la lésion de la gangrène et celle de la suppuration, que Galien appelait un moyen terme entre la gangrène et la nutrition.

Prenons simplement pour exemple la série des produits morbides. En premier lieu, viennent certaines productions épithéliales, fics, squames, produits muqueux, enduits saburraux, etc., etc. Ce sont ensuite des fausses membranes qui s'étalent sur la surface des viscères, qui soudent les parois des cavités organiques. De deux choses l'une : ou bien ces fausses membranes, d'abord simples lamelles albumineuses, continueront une évolution qui les éloigne de plus en plus des conditions normales, formeront des noyaux douloureux, des lames fibreuses, des plaques cartilagineuses, des ossifications : on les trouve dans la plèvre, dans le péricarde, dans le péritoine ; tel est le cas de saint Vincent de Paul, dont un os recouvrait la rate, probablement à la suite d'affections paludéennes contractées sur les côtes barbaresques. Ou bien les fausses membranes se rapprochent graduellement de la forme des tissus sur lesquels elles siégent : de là ces brides péritonéales, qui tiraillent les intestins, gênent la digestion, entravent le développement de l'utérus et peuvent devenir la cause d'étranglements internes ; de là ce feutrage celluleux qui limite les mouvements du poumon ou du cœur à la suite d'une pleurésie ou d'une péricardite, ces tractus qui ne s'usent et ne se résorbent qu'à la longue, s'ils disparaissent jamais. Si l'épanchement plastique a été interstitiel, la trame organique restera souvent infiltrée, les cellules continueront d'être comprimées ; c'est l'induration avec son appareil symptomatique, telle que nous la présente la pneumonie chronique, signalée par ses beaux souffles persistants. Jusque-là ces produits morbides n'ont pas fait disparaître la trame organique ; d'autres produits sont destructeurs. Le pus d'abord absorbe les cellules et leur atmosphère ; on ne comprend point que cette transformation désorganisatrice ait pu jamais être baptisée du nom de sécrétion. Le pus se comporte comme un corps étranger, en ce sens qu'il n'est pas organisable, qu'il s'isole des parties vivantes en s'enkystant, ou se fait jour sur une surface en laissant une cicatrice, signe flagrant du travail morbide et du travail réparateur. Le tubercule, plus funeste encore, ne limite pas ses ravages dans un cercle donné, comme le pus. Il s'enkyste d'abord aux dépens des tissus qu'il refoule; puis il s'enflamme, gagne de proche en proche, se comporte comme un produit parasitaire. A aucune époque, il n'est organisable; il s'évacue difficilement, et même après évacuation, son kyste subit difficilement la limitation et le retrait du kyste pyogénique. Le cancer enfin, aussi désorganisateur, aussi difficile à expulser que le pus et le tubercule, offre des dangers de plus, les inflammations périphériques, la propagation à distance, l'absence d'équilibre entre sa circulation et son innervation, et par suite les hémorrhagies.

La série des parties organisées ou organisables du corps humain offre à l'anatomie pathologique une base facile de classification. La hiérarchie des lésions trace l'ordre d'étude dans cette série. Pour chaque lésion maintenant, œdème, fluxion, inflammation etc., etc., l'histoire de la lésion est soumise à une loi d'une importance capitale : chaque espèce de lésions, à côté de ses caractères constants et génériques, revêt des caractères particuliers suivant la maladie dont elle est le produit. Cette vérité d'observation est un complément précieux du principe de l'Essentialité des maladies, en même temps qu'elle apporte à ce principe l'autorité d'une démonstration nouvelle. Il ne suffit donc pas de tracer en général le tableau d'une lésion générique; il faut en suivre les caractères spécifiques dans chaque maladie. C'est seulement après ce travail analytique qu'on possédera les éléments nécessaires pour faire l'histoire d'une lésion, de même qu'en anatomie comparée l'histoire du système nerveux ou musculaire n'est faite qu'après étude des appareils nerveux ou musculaires dans toute la série animale.

La lésion générique varie avec la maladie; c'est la riche loi que l'expérience vérifie tous les jours. Comparons, par exemple, le pus typique du phlegmon au pus mal lié de la scrofule, au pus rose du diabète au pus grenu de la morve. Comparons encore les termes d'un autre groupe : l'abcès traumatique du foie ressemble-t-il à l'abcès idiopathique du même organe? l'abcès idiopathique à l'abcès improprement appelé métastatique. Les besoins de la pratique imposent tous les jours cette distinction. Nous séparons, au point de vue de la lésion, aussi bien que de la cause du symptôme, les diverses inflammations réunies dans le nom de conjonctivite. Nous distinguons avec soin les diverses espèces d'arthrite, et la lésion présente un cachet particulier dans l'arthrite traumatique, l'arthrite rhumatismale, l'arthrite scrofuleuse, l'arthrite goutteuse, l'arthrite de la diathèse purulente. Nous pouvons en dire autant de la néphrite, de l'adénite, de la méningite, etc., etc.

Rien de plus simple que de distribuer d'après ce code les cadres que l'anatomie pathologique doit remplir. Terminons par un conseil à l'adresse des débutants. Il serait peut-être imprudent de se livrer tout d'abord à la difficile étude anatomo-pathologique des maladies de cause interne. La multiplicité des causes, parfois l'obscurité des influences qui ont traversé la maladie, la variété des lésions, la délicatesse des nuances rendent la tâche plus complexe. Au contraire, dans les affections de cause externe, la lésion est en général plus simple, plus élémentaire. Il importe donc de ne pas négliger l'exploration dans les maladies de cause externe, et de s'initier aux difficultés du travail à venir par les données précises, par les résultats nets et libres d'alliage que produisent les influences traumatiques ou toxiques.

VINGT-SIXIÈME LEÇON

(22 juin)

SÉMÉIOTIQUE

Nous avons déjà défini le symptôme. Des phénomènes contre nature compris sous cette dénomination, les uns affectent les fonctions, les autres les qualités sensibles du composé vivant. Quelques-uns sont directement perceptibles pour le médecin; d'autres lui sont communiqués par le malade, qui seul en a conscience. Quels qu'ils soient, subjectifs ou objectifs, ils font tous partie du domaine de la séméiotique.

Les symptômes, phénomènes de la maladie, doivent être distingués de phénomènes analogues qui se présentent fréquemment dans l'état de santé. La santé, en effet, dont l'idée représente l'intégrité et l'harmonie des fonctions vitales, ne répond jamais à cet idéal. Dans cet état, dit normal, l'anarchie du composé humain, la dégradation de l'homme se trahissent par les formes variées de la souffrance (πόνος, Hipp.).

De cette intervention de la souffrance résultent des phénomènes semblables dans la maladie et dans ce que nous appelons l'état de santé. Tels sont : la dyspnée, les palpitations, communes à la fatigue physiologique ou à une émotion vive, aussi bien qu'à la maladie; le frisson, pareillement commun à un état morbide et à l'impression de l'air froid ou à celle de la peur ; la déraison, les emportements de la colère, si voisins du délire ou même de la folie. « *Ira furor brevis est.* » Mais l'analogie entre ces phénomènes disparaît si on en considère et la cause et la durée. Dans un cas ils sont fugaces, ne sont soumis à aucune règle, et disparaissent facilement avec la cause qui les a provoqués ; la dyspnée se calme dans le repos, le frisson avec de la chaleur, l'égarement et la fureur passent avec l'émotion. Dans l'autre cas, ils persistent avec toute la persistance de la maladie elle-même. La séméiotique ne s'occupe que des phénomènes qui escortent la maladie, suivant l'expression de Galien, *Veluti corpus umbra sequitur.*

Mais une fois sur le terrain de la maladie, il est inutile, pour la séméiotique, de conserver la division en prodrômes et symptômes proprement dits, qui avait sa raison d'être pour étudier la marche des maladies. Les uns et les autres appartiennent à la maladie, qui est le terme un et indivisible de la séméiotique.

La notion du symptôme ainsi limitée et précisée, quel est l'objet de la séméiotique, c'est-à-dire à quel point de vue étudie-t-elle le symptôme? La lésion, avons-nous dit, est le caractère anatomique de la maladie. Nous dirons du symptôme qu'il doit être, pour le médecin, le signe de la maladie. Galien l'appelait l'ombre de la maladie : poursuivant cette métaphore, nous pouvons exprimer le but de la séméiotique en disant que d'après cette ombre, elle doit dessiner les traits de la maladie, en faire le portrait, et par suite reconnaître et nommer l'original. La séméiotique est donc l'art de transformer les symptômes de la maladie en signes de la maladie ; c'est l'art d'interpréter le symptôme effet, pour reconnaître la maladie cause.

Maintenant comment peut se faire cette interprétation ? Quelles sont les règles de la séméiotique?

La première, on pourrait dire la seule règle, est que

chaque symptôme soit soumis à une analyse aussi exacte que possible, afin de déterminer à quel genre il appartient et quels sont les caractères qui dans ce genre le différencient de ses homologues. Il est évident que cette analyse n'est possible qu'à l'aide des connaissances physiologiques et nosographiques, et qu'elle atteint une perfection, une délicatesse proportionnelles aux progrès de la science sur ces questions préalables.

La division classique de Galien partage les symptômes en trois classes :

1° *Actio læsa.*
2° *Vitium excretorum.*
3° *Qualitatum externarum corruptio.*

Donc il faut tout d'abord que l'étude du symptôme ait pour résultat de le rapporter distinctement à la fonction, à l'excrétion, à la qualité sensible, qui ont subi une altération. On rapportera à leur trouble fonctionnel respectif la résolution musculaire de la paralysie et celle de la syncope, l'expectoration de l'asthme et celle de la phthisie, le vomissement de l'indigestion, du cancer, et celui de la migraine ou de l'hystérie.

En second lieu, un symptôme générique étant donné, l'analyse doit en poursuivre toutes les variétés, en rechercher toutes les nuances. Pour ce faire, il faut connaître parfaitement les conditions de l'état normal, mécanisme de la fonction, mode de l'excrétion, état physiologique des organes. Ce serait faire une symptomatologie banale et sans conclusion de diagnostic, que de signaler dans une maladie la réunion de la fièvre, de la céphalalgie, de la dyspnée, si chacun de ces symptômes n'était décrit avec ses caractères spéciaux. De combien de mécanismes différents la dyspnée, par exemple, ne peut-elle pas provenir? à combien de lésions diverses, de maladies essentiellement différentes peut-on la rapporter? Que signifierait, par conséquent, pour indiquer la maladie, cette vague désignation de la dyspnée? Il faut donc déterminer avec soin les caractères de la dyspnée, suivant la cause qui la provoque : dyspnée due à une tumeur, à une inflammation du conduit aérien, à un simple coryza chez le jeune enfant, à des corps étrangers qui mettent obstacle au passage de l'air ; dyspnée due à une lésion d'autres parties de l'appareil respiratoire, bronchite avec mucosités abondantes, rigidité des bronches, pleurésie, soit latérale, soit diaphragmatique; dyspnée due à une affection de voisinage, pleurodynie, ascite, péricardite; dyspnée enfin de l'asthme, du spasme de la glotte, de l'angine de poitrine; dyspnée sans lésion manifeste, symptôme à pathogénie inexpliquée, dont la relation avec la maladie nous sera peut-être donnée un jour par des affections encore inconnues du grand sympathique ou du pneumo-gastrique. La conclusion d'un travail sur la dyspnée serait que chaque dyspnée a son caractère particulier imprimé par la maladie.

En soumettant pareillement à l'analyse chaque genre de symptôme, et en généralisant les résultats de cette analyse, on dégage une formule importante : c'est que *les symptômes diffèrent entre eux dans leur nature et dans leurs rapports, suivant les maladies dont ils sont l'expression.* Ce principe est la loi de la séméiotique. Il est la base d'interprétation qui permet au médecin de transformer les symptômes en signes. On comprend en effet que, cette prémisse admise, le symptôme est naturellement le signe de la maladie, et qu'il ne peut l'être qu'à cette condition. Ainsi la céphalalgie fixe, unilatérale, indique la migraine ; si elle suit le trajet connu des filets nerveux, elle provient d'une névralgie; étendue, périodique, avec aggravation nocturne, elle reconnaît pour cause la syphilis; localisée, obtuse, profonde, elle répond à quelque lésion grave de l'encéphale. Nous devons à cette grande loi de la séméiotique et le diagnostic et le pronostic.

Il arrive fréquemment que le symptôme soit seulement le signe de la lésion ; c'est ce dont la pathogénie nous rend parfaitement compte en rattachant le plus souvent les symptômes à une lésion donnée par un rapport de causalité. Ainsi la voussure précordiale avec matité anomale indique seulement un épanchement dans le péricarde; la rougeur, la tuméfaction, les phlyctèmes de la peau, une inflammation cutanée. La séméiotique passe alors par-dessus la lésion pour arriver à la maladie : par l'épanchement péricardique, elle arrive à la péricardite, par l'inflammation de la peau à l'érysipèle. Mais en réunissant la double notion si largement établie dans ces leçons, l'essentialité des maladies et le caractère spécifique des lésions et des symptômes, l'interprétation peut, sans crainte d'erreur, suivre un double courant : juger la maladie par la lésion qu'indique le symptôme ; nous venons d'en donner l'exemple ; ou même juger la lésion par la maladie dont l'histoire nous est déjà familière.

L'idéal de la séméiotique est donc de rapporter si bien à la maladie ses effets spécifiques, que l'on reconnaisse au besoin la maladie par un symptôme. Le botaniste nomme souvent la plante à l'inspection d'un de ses organes ; pour le critique, une page d'un grand écrivain, une toile d'un maître, n'ont pas besoin de signature ; avec un fragment d'os, Cuvier reconstruisait un animal perdu pour la science : il faut que l'art du médecin atteigne la même puissance. Et ce progrès, nous l'avons vu, a pour condition absolue l'analyse aussi profonde, aussi intime que possible des caractères différentiels de chaque symptôme, suivant la maladie spéciale dont il porte le cachet. C'est faute de ces distinctions, c'est parce qu'au lieu d'étudier la différence des manifestations symptomatiques, on s'est contenté d'en constater la présence, que les symptômes ont cessé d'être des signes.

Par une étrange coïncidence, la science s'est appauvrie en même temps que les travaux se multipliaient. L'art de la séméiotique, bien loin de bénéficier de nombre de découvertes remarquables, s'est perdu, a disparu au point que, s'il arrive à quelques bons esprits d'en appliquer les traditions, leurs succès ne sont pas compris ; leurs décisions lumineuses, la sûreté de leur diagnostic leur sont imputées soit à bonheur, soit à une sorte de talent divinatoire. Remarquons certaines épreuves séméiotiques restées dans la pratique médicale à l'état d'habitude, nous dirions presque de convenance. Le pouls, que le médecin se ferait un scrupule de ne pas interroger, et dont Bordeu essaya de systématiser les significations variées, que représente-t-il de nos jours de plus qu'une fréquence variable, solennellement mensurable avec le chronomètre, et signe, dit-on, de la fièvre, c'est-à-dire d'un syndrôme, et d'un syndrôme tellement fréquent, qu'il ne conclut en rien à une maladie ni même à un genre morbide? L'inspection de la langue, traditionnelle aussi, a-t-elle pour le médecin des renseignements plus précis? N'avons-nous pas la preuve de la manière dont on a méconnu la valeur des enduits de la langue, dans cette affirmation d'un anatomiste distingué, qui n'y voit qu'une exagération de la production épithéliale, consécutive à l'inaction du tube digestif? Que sont donc aujourd'hui ces habitudes, sinon des souvenirs d'un art perdu et la manifestation de notre impuissance actuelle? C'est en vain que, pour aider à reconnaître une maladie, on a cherché à multiplier le nombre des symptômes. Tant que ces symptômes sont simplement énumérés sans analyse, ils constituent des groupes indécis sur lesquels il est impossible d'asseoir le diagnostic avec fermeté. C'est à grand'peine que dans quelques rares maladies, un symptôme trop caractéristique pour échapper à l'interprétation la plus grossière, comme la fausse membrane dans le croup, est décoré du nom de pathognomonique, c'est-à-dire de signe de la maladie, comme s'il possédait seul, par privilége, la signification que renferment tous les symptômes et qu'il est du devoir de la science d'en dégager.

Les signes ne servent pas seulement à reconnaître les maladies; ils servent encore à établir le pronostic. Sous ce rapport la science moderne semble aussi avoir singulièrement perdu, malgré ses progrès dans l'étude et la connaissance des lésions.

Il y a une cause qui explique ce recul, cette faiblesse de l'art. Cette cause, qui a stérilisé tous les efforts de l'activité médicale, c'est la négation de l'essentialité des maladies, et à un degré plus élevé de la série des principes, la négation de l'unité substantielle de l'homme. Le matérialisme organiciste, père de la médecine actuelle, n'a vu dans les faits morbides que des lésions, des accidents variables d'individu à individu, c'est-à-dire sans classification possible. A quoi peuvent servir des signes quand les maladies sont niées? Et même, en admettant les maladies, que signifiera la simple présence d'un symptôme qui, par ses caractères génériques, appartient à une foule d'affections? Rien de plus que ne signifierait pour la lecture la présence d'un des caractères de l'alphabet dans un mot. Ce sont les combinaisons diverses des caractères alphabétiques, c'est l'individualisation de ces signes généraux, le mot, qui constituent un sens. Pour arriver à la pensée exprimée dans la phrase, il ne suffit pas d'énumérer les lettres. Epeler n'est pas assez, il faut lire. Et dans cette lecture séméiotique, il y a une merveilleuse réciprocité : le mot qu'on a lu (symptôme) fait connaître la maladie, la maladie à son tour (phrase) éclaire souvent la notion des symptômes et des lésions.

Ce que nous disons des symptômes est vrai pareillement des syndrômes. Comme les symptômes, ils constituent des signes, à la condition d'une étude qui définisse nettement leurs caractères différentiels dans chaque affection. On voit par ces aperçus combien la méthode séméiotique médicale l'emporte sur la méthode analogue dans toutes les sciences naturelles. En botanique, en zoologie on n'applique pas la loi que nous avons établie : on ne fait qu'une simple énumération de caractères.

Nous avons insisté sur la nécessité d'une analyse profonde du symptôme pour arriver à en faire un indicateur de la maladie. C'est dire que chaque symptôme mérite d'être étudié, d'avoir sa séméiotique. La circulation est interrogée fidèlement dans chaque maladie ; l'examen des urines fournit des renseignements correspondant à une foule d'états morbides, affection du foie, hystérie, scarlatine, maladie de Bright, etc. Il faut qu'un travail analogue s'applique à chacune des fonctions importantes, étudie les grandes sécrétions, salive, sueur, bile, etc. C'est faire en même temps appel à toutes les méthodes d'exploration, à tous les témoignages des sens, en même temps qu'aux lumières d'un autre ordre. La séméiotique ne sera complète que le jour où ses cadres comprendront les phénomènes de l'ordre corporel et ceux de l'ordre supérieur, les symptômes de la vie végétative, de la vie sensitive et de la vie intellectuelle ; c'est-à-dire lorsqu'elle répondra à la physiologie de l'homme complet.

Pour y arriver, il faudra étudier avec grand soin les symptômes de la vie sensitive et de la vie intellectuelle ; les fonctions de la vie intellectuelle pure sont celles dans lesquelles l'âme est le principe direct de leur manifestation. Elles sont, comme les autres fonctions, du domaine de la médecine. Quoique dans ces fonctions l'âme agisse pour ainsi dire directement, il n'en est pas moins vrai que les symptômes qui en dépendent ne se rapportent pas à des maladies de l'âme, mais du composé vivant, de l'homme lui-même. Les fonctions sensitives et animales sont dignes aussi d'une étude approfondie; elles comprennent la *mémoire*, l'*estimativité*, la *décision;* elles comprennent aussi l'*irascible* et le *concupiscible;* enfin les fonctions de sensibilité et de mouvement. L'aliénation mentale nous offre de nombreux exemples du trouble de ces fonctions.

VINGT-SEPTIÈME LEÇON

(23 JUIN)

THÉRAPEUTIQUE

La thérapeutique est l'art de guérir et de soulager les malades. Cet art est à la fois le but final et le résumé de la médecine entière. Nous avons vu dans la première partie de ce cours que la thérapeutique devait être éclectique; nous n'y reviendrons pas.

Régler l'exercice physiologique du malade; combattre la maladie par l'administration de substances médicamenteuses, appliquer la main à la réparation ou à la prévention de désordres compromettants pour l'organisme; à ces termes se réduit la puissance thérapeutique, qui se divise conséquemment en trois branches : 1° la diététique, 2° la pharmacie, 3° la chirurgie.

1° Diététique.

La diététique a pour objets principaux l'alimentation des malades, la distribution du sommeil et de la veille, du repos et du mouvement.

Aliments. — Faut-il, suivant le précepte de la diététique ancienne, proportionner l'alimentation aux forces du malade? Ce précepte est parfaitement sage; il ne demande qu'une explication. Par forces il faut entendre les fonctions; c'est aux besoins des fonctions, c'est au détriment subi par elles qu'il faut mesurer l'alimentation. Il n'y a donc pas possibilité de formuler des règles générales pour des exigences nécessairement variables et individuelles. La conduite du médecin est tout entière indiquée par des conditions particulières, suivant les maladies, suivant les périodes des maladies, suivant leurs phases. Il n'est personne qui ne comprenne qu'une sage distribution des aliments est un adjuvant précieux pour la guérison ; que les variations doivent porter et sur la quantité et sur la qualité. Une parcimonie sévère, impitoyable, sera commandée à l'égard d'un malheureux atteint de dyssenterie ou subissant l'ulcération intestinale de la fièvre typhoïde. Les féculents feront place aux aliments azotés dans le régime d'un diabétique. Chez un hépatalgique, on veillera à ce que la sécrétion biliaire ne soit pas surexcitée. Chez un scrofuleux amaigri, impressionable au froid, l'huile de foie de morue fournira à la respiration un supplément précieux que réclame l'organisme.

Le choix et la quantité des boissons ont aussi leur importance. Le vin pour un scorbutique sera une espèce de nécessité, quelle que soit l'affection actuelle qu'il subisse. De même pour un sujet habitué aux boissons alcooliques, il faudra tenir compte de l'habitude qui a pu donner à ce mode d'alimentation la valeur d'un besoin physiologique.

La seule loi en matière de régime est donc de s'en remettre aux indications du sujet et du moment. Le plus grand danger serait de se faire un régime systématique à l'endroit d'un tempérament donné, d'une force supposée, d'un symptôme unique.

Sommeil et veille. — Dans les maladies aiguës en général, le sommeil n'est pas seulement un temps de relâche ; le plus souvent c'est un travail réparateur dont la nature fait tous les frais. C'est donc à tous égards un bonheur pour le malade : de là pour le médecin l'obligation de respecter religieusement ce bienfait de la nature. C'est dans les cas seulement où le sommeil constitue un phénomène morbide, comme dans le narcotisme, ou bien serait un acheminement vers le coma, comme chez un apoplectique, qu'il y a indication d'imposer la veille. Ici donc encore il faut se défendre de l'esprit de système, et consulter les besoins changeants avec la maladie, avec les formes, les variétés, avec les idiosyncrasies.

Repos et mouvement. — Dans la plupart des affections aiguës, et dans nombre d'affections chroniques, le repos est opportun, souvent même obligatoire. C'est la loi absolue dans certains cas, dans les hémorrhagies, par exemple, dans la péritonite; mais dans d'autres cas l'abstention de mouvement constituerait un danger. Immobiliser trop longtemps les surfaces articulaires dans l'arthrite, n'est-ce pas s'exposer à l'ankylose? Imposer ou même tolérer le repos chez un goutteux, n'est-ce pas l'affaiblir sans compensation, et l'acheminer peut-être vers le marasme ou vers une affection mortelle?

La diététique comprend encore la réglementation de la température que subira le malade, de l'air, à la fois aliment et milieu, plus ou moins abondant, plus ou moins pur, plus ou moins humide, des heures de repas et de leur alternance avec le sommeil, etc., etc. Elle comprend donc tous les moyens par lesquels il est pourvu aux besoins actuels et déterminés des fonctions.

Il faut aussi tenir compte de la combinaison entre elles de ces trois sortes de choses : aliments, sommeil, mouvement. Ainsi il ne faut pas troubler la digestion par l'exercice ou même par le sommeil. Ces circonstances, qui sont peu importantes chez l'homme en bonne santé, le deviennent beaucoup chez le malade. Ces choses agissent quelquefois dans le même sens; ainsi le sommeil est réparateur comme l'alimentation, parce que pendant le sommeil les déperditions sont moindres, et que les lymphatiques nourrissent l'individu au défaut des chylifères, en ramenant dans le sang des matériaux puisés dans les organes. Il faut baser tous les préceptes de la diététique sur des considérations physiologiques de ce genre. Ainsi, par exemple, dans le cours d'une fièvre typhoïde de longue durée, les chylifères cessent de fonctionner; les lymphatiques les suppléent d'abord, de là indication de priver le malade d'aliments; mais à la fin de la maladie, si elle a duré longtemps, les lymphatiques ont absorbé tout ce qu'ils pouvaient absorber et cessent à leur tour de fonctionner; il y a alors indication de nourrir le malade. Quand un individu a été soumis à des déperditions considérables, il y a deux moyens de le rétablir, suivant l'état où il se trouve, le sommeil et l'alimentation. Dans le premier cas, il se nourrira aux dépens de sa propre substance, par les lymphatiques; dans le second, aux dépens des aliments, par les chylifères. Ces deux moyens pourront être employés concurremment.

Les prescriptions de la diététique sont donc toutes empruntées aux indications que la science et le tact du médecin ont charge de saisir et de remplir : la science, disons-nous, puisque physiologie, hygiène, pathologie, se rencontrent dans cette question ; le tact, car le problème toujours individuel n'a pas de formule.

2° Pharmacie.

La pharmacie comprend l'ensemble des remèdes qu'on applique et leur mode d'emploi.

La connaissance des médicaments et de leurs propriétés diverses constitue la pharmacologie, la matière médicale. C'est un côté de la science qui a été singulièrement négligé. Déjà du temps d'Hippocrate un sentiment de dignité mal entendu inspirait aux médecins un profond mépris pour les baigneurs, fort à tort assurément, car l'emploi des eaux naturelles et minérales est d'un grand secours en thérapeutique. Un dédain absurde pour les connaissances pharmaceutiques fait encore pour les médecins de nos jours une espèce de mystère de la science à laquelle ils empruntent leurs ressources les plus puissantes contre la maladie. Cette superbe ridicule doit disparaître. Il importe de ne pas s'en remettre, pour la connaissance des substances à l'exploitation étroite de l'industrialisme, de reprendre possession, au nom de la science, dans l'intérêt de l'humanité souffrante, du vaste et riche domaine que constituent les règnes de la nature.

Comment connaître les propriétés médicamenteuses des substances? Est-ce en les expérimentant sur les malades, comme on l'a enseigné à la honte de la médecine? Un malade vient réclamer, pour sa santé affaiblie, pour sa vie compromise, l'assistance de l'art; que l'homme investi de cette confiance ose, sous prétexte d'observation, au nom des droits prétendus de la science, faire de ce malheureux le réactif des substances qu'il veut expérimenter, la morale du bon sens, qui ne se paye pas de sophismes, ne peut voir dans cette conduite que déloyauté, iniquité et barbarie, et la qualifie d'attentat. Le médecin n'a pas le droit d'expérimenter un médicament sur l'homme malade ; car, pour qu'on puisse administrer une substance quelconque à un malade, il faut que son emploi soit indiqué. Restent deux moyens pour arriver à la connaissance de ces propriétés médicamenteuses. Le premier est l'expérimentation volontairement acceptée sur l'homme sain; le second est l'expérimentation accidentelle sur le malade, ce qu'on appelle l'empirisme. C'est à l'empirisme que nous devons quelques-uns des médicaments les plus efficaces, le quinquina, la vaccine, etc. Une foule de notions thérapeutiques viennent probablement de la même source, bien que le souvenir de la découverte ne nous soit pas resté. Il n'est pas besoin de nouvelles observations pour constater les propriétés diurétiques du chiendent ou de la pariétaire, sudorifiques du vinaigre, purgatives de l'eau de Seltz, débilitantes de la saignée.

C'est à Hahnemann, comme nous l'avons vu, que la science doit la constitution de l'expérimentation sur l'homme sain. Non pas que Hahnemann ait inauguré un moyen connu et appliqué partiellement bien avant cette époque, mais il fit cette expérimentation avec méthode et sur une plus vaste échelle. Il reprit toutes les notions de la pharmacologie éparses dans la tradition, pour les soumettre au contrôle de la méthode légitime, et leur donner la sanction de cette pierre de touche. En même temps qu'il édifiait cette collection colossale, le plus beau monument de pharmacologie que possède la science, il consacrait la vraie méthode, l'observation, et l'observation à toute dose, dans tous les départements de l'organisme. Il rétablissait la notion du remède (φαρμακον), qu'il définissait : un poison exerçant une action contre nature, agissant comme une maladie de cause externe, comme une intoxication. Sans doute on avait étudié les médicaments avant Hahnemann ; Pline et Dioscoride en particulier avaient parlé de cette action sur l'homme sain ; mais Hahnemann est le premier qui ait étudié les médicaments en suivant, comme pour les poisons, l'évolution des phénomènes qu'ils produisent. C'est lui aussi qui a distingué leur double action, action sur l'homme sain, action sur l'homme malade, ou effet curatif. Ces deux sortes d'effets sont confondues dans toutes les matières médicales. Ainsi on trouve, par exemple, qu'un médicament est à la fois amer, diurétique et antispasmodique, c'est-à-dire qu'on confond ces trois qualités dans un même ordre de propriétés : les deux premières sont des actions sur l'homme sain, la troisième une action curative. Dans la plupart des matières médicales, les classifications sont faites d'après les deux points de vue à la fois ; ainsi on admet les médicaments évacuants, les toniques, les fébrifuges, etc.

Les vertus curatives des médicaments seront donc établies en réunissant aux connaissances empiriques les résultats de l'expérimentation faite sur l'homme sain. En procédant ainsi on arrive à des conséquences pratiques qu'il importe de remarquer.

C'est d'abord qu'il faut renoncer à classer les médicaments d'après une propriété unique, comme la matière médicale galénique en avait donné l'exemple. Ces groupes factices sont en contradiction flagrante avec les faits observés. Il n'est pas en effet une seule substance qui ne possède, suivant la dose et la circonstance, des vertus médicatrices multiples. Si nous prenons l'eau pour exemple, nous voyons qu'elle répond aux six médications. La vertu évacuante en est connue ; versée froide sur une surface congestionnée, elle agit comme altérant ; administrée à des températures diverses, en affusions, en bains locaux ou généraux, elle produit la dérivation ou la révulsion : l'application de l'eau froide pour rétablir une transpiration supprimée est une application homœopathique ; enfin c'est une action spécifique que l'on provoque en opposant l'eau glacée au vomissement. L'air, le calorique, le fer, l'ipécacuanha, suivis dans leurs effets, nous présentent une aussi riche variété d'actions thérapeutiques. Il suit de là que chaque médicament a son histoire à part, et que, bien connus et bien maniés, des médicaments en petit nombre peuvent au besoin suppléer à tout l'arsenal pharmaceutique. Quand on connaît les effets des médicaments sur l'homme sain et sur le malade, il reste à connaître les indications de leur emploi suivant qu'on veut produire telle ou telle médication.

Secondement, on constate que certaines substances s'altèrent avec la plus grande facilité sous des influences qui échappent à notre observation, et par suite à nos moyens préventifs. La règle est donc de s'abstenir de ces agents infidèles pour ne confier la santé et la vie des malades qu'à l'action de substances fixes, sur l'intégrité desquelles on puisse faire fond.

Enfin le mode d'administration des médicaments est subordonné à une condition capitale : c'est que tout se fasse pour le plus grand bien du malade. C'est donc à la préparation la plus efficace et la plus agréable qu'il faudra s'adresser ; préparations efficaces, préparations agréables, telles sont les deux termes qui doivent réunir les efforts et appeler les progrès de la manipulation pharmaceutique.

La pharmacie est donc une science, un art médical, délégué à des hommes spéciaux, à des chimistes. La constitution de la profession pharmaceutique est simplement un démembrement administratif. Le mépris des médecins pour cette branche des sciences médicales est presque aussi absurde et aussi ridicule que le serait la prétention de la chimie pharmaceutique à se séparer de la médecine ou à la dominer.

Il va sans dire que la connaissance des moyens thérapeutiques ne suffit pas à faire de la médecine. Ce sont des instruments, si l'on veut, mais des instruments dont seul le médecin connaît le jeu et règle l'emploi, suivant les indications de médication et de remède qui lui sont fournies par son art.

3° Chirurgie.

Les opérations chirurgicales sont confiées spécialement à des anatomistes, comme les médicaments à des chimistes, toujours dominés par les indications de la science médicale. Qu'il nous suffise donc de faire remarquer la distinction profonde qui existe entre le chirurgien médecin et le chirurgien qui n'est qu'opérateur : ne confondons pas les droits et la science du premier avec les fonctions secondaires et les prétentions du second.

La chirurgie est subordonnée à la médecine au même titre que la pharmacie. L'émancipation de la chirurgie, c'est-à-dire l'existence d'hommes exclusivement chirurgiens et étrangers à la médecine est une monstruosité.

VINGT-HUITIÈME LEÇON

(24 JUIN)

L'ART MÉDICAL

Nous venons de parcourir, pour en tracer la constitution, chacune des sciences médicales. De la coordination de ces sciences, dont nous avons montré et admiré la précision, résulte une méthode d'application des principes et des connaissances acquises, ce qui constitue l'art médical. De même que la médecine est la plus élevée des sciences naturelles, l'art médical est de beaucoup supérieur à tous les autres arts ; attendu qu'aucun de ces arts ne possède un sujet et un instrument aussi noble que l'est l'homme, sujet et instrument de l'art médical.

Cet art s'exerce au lit du malade (clinique). Il a ses procédés et ses règles déduites de la science ; et la manière dont il est pratiqué est certainement une mesure de la science du clinicien. Mais il comporte aussi des aptitudes spéciales, il s'éclaire souvent d'inspirations, que la science seule ne donne pas ; c'est ce qui faisait dire à Hippocrate : *Naturâ repugnante, omnia vana.* Aussi ne saurions-nous mieux faire que de prendre pour épigraphe de cet art difficile ces paroles d'Hippocrate : *Vita brevis*, *ars longa*, *experientia fallax*, *occasio præceps*, *judicium difficile*, *error à medico*, *ab ægrotante*, *ab adstantibus*, etc., et de nous pénétrer de la réserve qu'elles commandent.

Le but de l'art médical, c'est la guérison des malades. Pour cela, il faut connaître les maladies avec leurs changements, saisir les indications et appliquer la médication correspondante. Le travail intellectuel du clinicien se décompose donc en trois problèmes :

1° Reconnaître la nature de la maladie, — diagnostic;

2° Prévoir l'issue de la maladie et les phénomènes à venir, — pronostic;

3° Déterminer les moyens nécessaires pour la guérison ou le soulagement des malades, — traitement.

C'est sur ce plan, qui n'a pas changé depuis Hippocrate, qu'est fondé invariablement l'art médical. Seulement, diagnostic, pronostic, traitement ont subi tour à tour l'influence des écoles successives, se sont modifiés suivant les principes nosologiques et les ressources médicinales de l'époque.

Comment doit se pratiquer l'art médical?

1° Diagnostic.

La solution de ce premier problème dépend évidemment de la connaissance que l'on possède déjà de la médecine. On ne reconnaît que ce que l'on connaît déjà. Aussi combien de degrés dans cette faculté du diagnostic, suivant les individus!

La perfection du diagnostic consisterait à discerner et à nommer la maladie sur la vue du premier symptôme qui se présente : *Ex ungue leonem.* Mais c'est la perfection, disons-nous, et par conséquent l'exception; *experientia fallax, occasio præceps.* A quoi sert donc le premier aperçu, une lésion constatée, un symptôme reconnu ? Ce premier coup d'œil sert à former un soupçon, une supposition que devra contrôler et vérifier une constatation basée sur des méthodes d'exploration convenables. Le malade se plaint-il d'un point de côté? le soupçon d'une pleurésie porte le médecin à interroger le pouls, à soumettre le thorax aux épreuves plessimétriques et stéthoscopiques. Le résultat infirme-t-il la première hypothèse? une seconde, celle de la pneumonie, par exemple, se présentera à l'esprit. Un second symptôme mettra sur une voie nouvelle; et de renseignements en renseignements, de supposition en supposition, d'exclusion en exclusion, on atteindra l'affection réelle.

Cette marche est celle que suit naturellement l'esprit humain dans toutes ses recherches. Un premier fait éveille dans l'esprit une supposition, et cette supposition, à son tour, provoque une enquête déterminée, enquête évidemment utile, si elle confirme l'hypothèse, utile encore quand elle est négative, en nous apprenant qu'il faut abandonner cette piste pour en prendre une autre. La recherche ainsi organisée tend vers la solution par la voie la plus courte. Pas de questions inutiles au malade; pas d'investigations déplacées, toujours oiseuses, souvent blessantes pour des susceptibilités respectables. Cette précision, cette sobriété de méthode ont un autre avantage; c'est qu'elles conquièrent infailliblement au médecin la confiance du malade, c'est-à-dire un précieux auxiliaire.

Cette marche a semblé peu sûre à certains hommes, qui se donnèrent mission de réformer la médecine. Tant de simplicité ne pouvait convenir aux prétentions de rigueur et d'examen complet qu'affichaient les *observateurs purs*. L'idée d'une hypothèse eût fait frémir ces terribles adversaires du préjugé. Ils condamnèrent avec une solennité puérile l'idée préconçue. Le médecin eut pour devoir strict de procéder *ab ignoto* à un interrogatoire imité des habitudes de l'instruction judiciaire, embrassant tout l'individu et tout l'organisme. Toute la série des fonctions et des organes serait passée en revue, de façon que le procès-verbal présentât un état de lieux complet. A ces conditions seulement l'enquête médicale pourrait être légitime et lumineuse. (Rostan, Louis.) Ne faisons pas à ces préceptes ridicules l'honneur de les discuter. Mis en présence du malade, ne redoutez pas les notions fournies par son premier aspect et suivez tout simplement les indications à mesure qu'elles se présenteront. Vous concilierez ainsi la logique et la politesse, la moralité et l'économie du temps.

Cette première partie de la tâche du médecin se compose donc : d'abord d'un jugement provisoire facilement inspiré par le facies, l'attitude, les plaintes du malade; puis d'une constatation et d'une vérification. On détermine ainsi la maladie, les périodes de la maladie, les lésions, etc., etc.

2° Pronostic.

Une foule de considérations prescrivent une extrême réserve dans le pronostic. Rappelons-nous l'aphorisme d'Hippocrate, relatif aux maladies aiguës : *In acutis non omnino tutæ sunt prænotiones nec vitæ nec mortis*. Nous savons que les espérances aussi bien que les terreurs du début peuvent être déroutées par ces revirements brusques de la maladie que nous avons étudiés sous le nom de phases. Des piéges sans nombre peuvent déconcerter les prévisions du médecin.

L'erreur peut venir du médecin lui-même. Il n'est pas besoin d'un héroïsme de modestie pour reconnaître que ni la science ni l'expérience ne lui garantissent l'infaillibilité.

L'erreur peut venir du malade, dont les passions déjoueront la sagacité de l'homme de l'art. La passion premièrement engendre des mensonges, souvent trop bien tissus pour ne pas échapper même à un œil exercé. La préoccupation passionnelle peut encore à un moment donné provoquer des crises fatales. La passion enfin donne des conseils, exerce un empire contre lesquels la science ne peut lutter. Un avare réussira à soustraire sa bourse et sa santé à des prescriptions hygiéniques et thérapeutiques ; un débauché s'affranchira de la modération qui lui est imposée; une femme, dominée par l'amour de la boisson, déploiera un art prodigieux pour dissimuler cet élément de danger à l'observation du médecin et pouvoir jouer sa vie impunément contre ses plaisirs crapuleux.

Il y a encore chance d'erreur par le fait de ceux qui entourent le malade, parents, gardiens, amis; leur négligence, leurs préventions médicales seront autant d'obstacles qui peuvent modifier la direction prévue.

Sans doute il est des éventualités qui rigoureusement n'incombent pas à la charge du médecin ; toujours est-il qu'il doit être prévenu de leur possibilité et savoir que la responsabilité en retombera toujours sur sa personne et sur sa profession.

Toutefois, il y a des éléments sérieux de pronostic dans la nature de la maladie, dans les formes de la maladie, dans le génie épidémique, dans certains symptômes, etc. : ne nous arrêtons pas à développer ce thème facile. Or, le pronostic est pour le médecin un devoir qui découle directement de la mission de confiance dont il est investi et un devoir auquel toujours il sera mis en demeure de satisfaire. Il n'est pas de système pour s'en dispenser : la tactique, la spéculation odieuse du médecin *Tant pis*, et la légèreté du médecin *Tant mieux*, compromettent toutes les deux la conscience du praticien et la dignité de la profession.

A qui le médecin doit-il communiquer le pronostic qu'il lui est permis de formuler ? Il est rare qu'un malade puisse recevoir cette confidence, bien qu'on la lui doive directement dans certains cas. C'est aux ascendants, au chef de la famille, à ceux enfin qui sont chargés des intérêts compromis qu'il doit s'adresser.

Tout ce qui se rapporte au pronostic forme une partie de l'art qui exige chez le médecin la réunion de grandes et rares vertus : prudence, charité, fermeté; mais c'est aussi par ces qualités qu'il gagnera la confiance, le respect, l'autorité, qui sont dus à son ministère, et à la hauteur desquels il doit le maintenir.

3° Traitement.

Il se présente deux écueils. Suffit-il, une maladie étant donnée, de connaître et d'administrer le médicament qui a réussi dans la même maladie, et cette analogie lointaine entre deux individualités d'une même espèce morbide légitime-t-elle une pareille thérapeutique ? Faut-il traiter la maladie en s'attaquant à la cause présumée de la maladie ? La première de ces méthodes, déduite de l'empirisme, et la seconde, issue du dogmatisme de tous les temps, et en particulier du physiologisme moderne, sont érigées sur une base illégitime, sur une hypothèse que ne justifie pas le contrôle des faits ; il reste à leur place la méthode des indications.

Le premier instrument de la guérison est le malade ; il importe de se le rappeler. C'est lui qui se donnera chaud ou froid, qui se procurera une évacuation ou une dérivation, qui produira les phénomènes d'élimination et de réparation : *Natura morborum medicatrix.* Le rôle du médecin est donc d'administrer sagement les ressources du malade. Ici l'artiste est subordonné à l'instrument dont il lui faut connaître le mécanisme et respecter les habitudes. Son action est essentiellement une action directrice ; il devra donc laisser faire, s'abstenir, si tout marche spontanément vers une solution favorable, et n'intervenir au besoin que pour rétablir le jeu altéré et replacer l'appareil dans sa voie : *Medicus interpres et minister.*

Que faire donc en présence d'un cas individuel ? S'il y a indication d'une intervention déterminée, le médecin possède les ressources de l'arsenal thérapeutique. S'il n'y a pas d'indication formelle, il s'en tiendra aux palliatifs. L'abstention dans le doute est la loi suprême ; le droit d'agir doit s'appuyer sur un titre.

Les indications se distribuent suivant une hiérarchie. La première est d'enrayer, si faire se peut, le mécanisme par lequel le malade tend à la mort. Pour cela, deux choses sont nécessaires : connaître le mécanisme particulier par lequel telle maladie s'achemine vers le terme fatal ; posséder des moyens d'arrêter cette tendance.

Par exemple, comment se produit la mort dans la variole? Les pustules, à mesure qu'elles deviennent confluentes, couvrent une plus grande étendue du tégument cutané d'un vernis qui empêche l'échange de liquides ou de gaz avec l'atmosphère. Or, d'expériences physiologiques, il résulte que des animaux, couverts d'un enduit imperméable, succombent rapidement et fatalement à la suppression des fonctions de la peau, et en particulier de la respiration qui s'accomplit par cette vaste surface. L'indication qui ressort de ce rapprochement est claire : combattre cette asphyxie cutanée, faciliter la respiration des lambeaux de peau restés sains, aérer les malades. C'est le conseil donné par Sydenham à titre empirique, sanctionné aujourd'hui par l'explication physiologique.

Quel est le mécanisme de la mort dans la péritonite? L'inflammation de la séreuse se propage par les capillaires aux filaments du grand sympathique; par suite, perversion de l'hématose, altération de la circulation capillaire générale ; et le malade succombe avec une coloration violacée des téguments. Mais comment empêcher cette propagation formidable? Peut-être par une révulsion énergique sur l'intestin, par une dérivation puissante du côté de la peau, par une altération telle que la produiraient des doses considérables d'opium.

Dans la pleurésie, l'inflammation peut également, comme dans la péritonite, se transmettre aux ganglions du grand sympathique, mais cette cause de mort n'est pas la seule; souvent la mort a lieu par asphyxie. Dans les maladies mortelles, la question de vie et de mort prime tout. C'est là l'indication capitale. C'est le danger qu'il s'agit de conjurer à tout prix.

Des indications secondaires sont tirées de la marche, des lésions, des symptômes, des types, etc. Nous ne revenons pas sur ce sujet traité autre part.

Rappelons seulement que dans les fièvres intermittentes, l'indication se tire du rhythme même sur lequel il convient d'agir avant tout.

Le premier point dans la question du traitement, c'est donc, disons-nous, de poser les indications. Quant aux médications qui rempliront ces indications, c'est affaire de science et de tact pour le médecin : *Occasio præceps, judicium difficile.*

L'art médical n'est donc pas une pratique empirique et routinière, mais un art régulier, élevé, dont toutes les parties, diagnostic, pronostic, traitement, sont étroitement solidaires, dont l'exercice suppose toutes les sciences médicales fondues dans une unité claire et confiées à une intelligence ferme et à un cœur honnête. C'est à ces conditions que les exigences de la science et celles de la conscience du médecin seront satisfaites dans un ministère hérissé de difficultés telles que l'ignorance peut seule les méconnaître, et chargé d'une si haute responsabilité que toute légèreté revêt un caractère de gravité effrayant pour les esprits les moins scrupuleux. C'est là ce qui fait la grandeur et la primauté de l'art médical.

Avant de laisser ce sujet, encore un mot sur une voie de recherches du plus haut intérêt. Déjà nous avons indiqué la question du mécanisme de la mort dans les diverses maladies, comme étant la conclusion finale de l'anatomie pathologique. Nous venons de reconnaître que c'est là encore la première source des indications. Or, sur cette question, quelle lacune effrayante dans la science ! Qu'il nous suffise de rappeler l'aveu modeste, inscrit par l'illustre Bichat en tête de ses belles pages sur la mort : « Il faudrait... une expérience médicale encore étrangère à mon âge, » etc.

VINGT-NEUVIÈME LEÇON

(25 JUIN)

PROFESSION MÉDICALE

> « Honora medicum propter necessitatem; etenim creavit illum Altissimus. »

D'où vient le médecin? Quelle est la raison d'être du médecin? Quels sont les droits et les devoirs du médecin? Les principes qui répondent à ces questions représentent la constitution légitime de la profession médicale.

D'où vient le médecin? La médecine n'a pas de date. Ce n'est pas là une de ces professions accidentelles et transitoires, telles que les engendrent les formes successives des sociétés; elle remonte par delà les temps historiques, jusqu'à cette origine mystérieuse d'où le genre humain a tiré les éléments fondamentaux de toute constitution sociale, la famille, le sacerdoce, etc. Si antique que soit une civilisation, ou si bas que soit tombé un peuple déchu, nous y voyons la médecine entourée d'un respect traditionnel et conservant elle-même la conscience d'une dignité à laquelle elle ne s'élève pas toujours. Hippocrate lui-même, qui a formulé les bases de l'art médical, s'en réfère aux souvenirs d'une tradition, d'une science supérieure, déjà perdue pour lui dans la nuit des temps.

L'Écriture nous rend compte de ce caractère d'antériorité que possède la médecine vis-à-vis des annales des peuples : *Creavit illum Altissimus.* La médecine, nous dit-elle, est d'institution divine; elle est, sans métaphore, un art divin.

Pourquoi le médecin? Quelle est la raison d'être du médecin? *Propter necessitatem.* C'est pour lutter contre la souffrance, la maladie et la mort, qui pèsent sur la postérité d'Adam ; c'est un secours que la miséricorde divine accorde à l'humanité déchue.

De cette origine et de cette mission découlent tout naturellement les devoirs et les droits du médecin.

Le premier de ces devoirs concerne les rapports du médecin avec Dieu par lequel il est investi de ses fonctions. Il ment à son origine quand il se sépare de Dieu ; sa rébellion contre l'autorité divine a le caractère odieux de la trahison d'un ministre envers son maître. Sa science a pour principe d'ordre d'être en harmonie avec la science divine ; son art ne peut être en opposition avec les préceptes divins. Cette alliance élève les fonctions du médecin à une dignité exceptionnelle ; et de tout temps les médecins ont senti, souvent sans en chercher la raison, que leur art se dégradait quand on tendait à n'en plus faire qu'une industrie : de là cette horreur profonde, cette réprobation de toutes les écoles et de toutes les consciences médicales pour l'industrialisme qui s'affiche et qui s'étale, pour les procédés du charlatan (*circulator*). Lors donc que nous disons de la médecine qu'elle est une science divine et humaine, lorsque nous répétons avec Fr. Hoffmann : « Le médecin doit être chrétien,— *Medicus sit christianus,* » nous ne faisons qu'exposer la conséquence rigoureuse des principes établis.

D'autres devoirs ont pour objet ceux auxquels le médecin doit les bienfaits de son art. Conserver l'individu et l'espèce, telle est la fonction du médecin ; de là pour lui un rôle politique immense : par l'hygiène publique, par les conseils que l'État réclamera de lui pour les questions qui intéressent la santé des peuples suivant les contrées, les professions, la guerre, etc.; par la médecine légale, dont les décisions seront invoquées pour éclairer la justice.

Ce n'est pas seulement la cité, c'est la famille qui a recours à lui. C'est dans la famille surtout qu'il est à sa place; il est appelé à en être le guide et le conseil; il doit veiller à sa conservation, à sa propagation : il est même plus souvent le médecin de la famille que le médecin de l'individu. Il est à remarquer que la considération de la profession médicale hausse ou baisse suivant l'honneur ou l'indifférence qu'une société accorde à l'institution de la famille. Là où il n'y a plus que des individus, la médecine descend forcément au rang d'une industrie; dans la famille elle s'élève à la hauteur d'un ministère. Or cette condition comporte des devoirs. Sans aucun doute, le ministère du médecin, pour rester dans les limites de ses attributions, n'a d'autre objet que la santé, d'autre programme que l'exercice le plus salutaire des *fonctions*. Mais souvenons-nous que les lois physiologiques et les lois morales s'unissent dans un concours nécessaire; le médecin est donc l'allié, le frère du moraliste. Son hygiène et ses conseils se rencontreront sans effort avec les préceptes de la vertu. Un des devoirs de notre époque sera la reconstitution de la famille, réclamée et par la santé et par la morale humaines. Le médecin est donc un agent de moralisation aussi bien que de guérison. Ses conseils ne sont pas une marchandise demandée et payée; ils sont l'œuvre de son ministère, et aucune lâche considération ne doit enchaîner la vérité dans sa bouche. Qu'à l'occasion il fasse son devoir; ce n'est pas lui qui a charge du reste. *Honora medicum*, dit l'Écriture. Pour reconnaître la sanction de ce précepte, le médecin n'a qu'à regarder sur ses pas; il lui sera donné souvent de voir de quelle terrible châtiment est puni le mépris des familles pour le médecin.

Maintenant quels sont les droits du médecin? Question palpitante pour la génération médicale actuelle, qui, à cause des tendances générales et de ses propres erreurs, devrait trembler de ne plus posséder bientôt de ces droits que le souvenir.

Le premier droit du médecin, c'est la liberté scientifique. Il faut qu'il puisse s'instruire à ses sources. N'étant pas d'institution humaine, ne relevant que de Dieu (1), n'ayant au-dessus d'elle que la théologie, la médecine a droit à un enseignement libre et qui ne reçoive ses inspirations ni des représentants de l'État, ni d'un *institut* scientifique quelconque, ni d'aucune autorité humaine. Jusqu'en 89, la Faculté de Paris, à sa gloire, soutint intrépidement contre les prétentions du pouvoir temporel cette indépendance de pensée aussi bien que ses privilèges et sa vieille liberté, respectés par tous nos rois (2). Elle promulgua hautement cette charte glorieuse : « Nous ne relevons (3) que de Dieu, de l'autorité spirituelle, comme tous les chrétiens. » Un docteur devait à son titre le droit d'enseigner et d'exercer *per universam terram*.

L'art du médecin est pareillement libre. Le médecin n'est responsable que vis-à-vis de sa conscience (4). C'est une conséquence rigoureuse des principes que nous avons posés. Quelle peut être d'ailleurs la compétence de l'État dans les questions d'art médical? Enfin, cette liberté est la sauvegarde de la dignité de l'art et de ses progrès. Cette liberté de la pratique médicale est un droit auquel nul, plus que le médecin, ne devrait craindre d'attenter; aussi nous ne pouvons comparer qu'à une sorte d'apostasie la facilité avec

(1) Consultez la magnifique histoire et les traditions de l'ancienne Faculté de médecine de Paris.

(2) Dans un livre récent, ces prérogatives et cette liberté de la Faculté de Paris sont rappelées avec un étonnement justement mêlé d'admiration. Voy. les *Médecins du temps de Molière*.

(3) En tant que médecins, bien entendu.

(4) Sauf certains cas, justement prévus par les lois, où le médecin doit compte de son ignorance, de sa témérité ou de quelque pratique coupable.

laquelle trop souvent on oublie que l'art du médecin, que ses opinions, que ses actes doivent être sacrés pour ses confrères.

Le médecin a droit à l'honneur vis-à-vis du public à raison de la mission élevée qu'il remplit et des services qu'il rend. L'État lui doit de le traiter avec la considération due à ses fonctions. La cité, le magistrat, ont souvent à recourir à lui : c'est au médecin à se souvenir qu'il n'est pas d'administration qui soit en droit de lui intimer des ordres et de maintenir la dignité professionnelle en face de prétentions blessantes. Dans la famille, il a droit à être accueilli honorablement comme un bon hôte et traité avec la munificence de l'hospitalité, s'il respecte lui-même l'hospitalité : son droit à une légitime récompense de ses soins, à ce que le langage usuel appelle des *honoraires*, dans le sens d'*honorer* plutôt que de *payer* les services du médecin, ce droit n'est pas moins incontestable que le droit du prêtre de vivre de l'autel. Il est de toute justice qu'après une vie consacrée à l'humanité sa famille soit honorablement pourvue. Que si ses services sont oubliés, méconnus, qu'il secoue la poussière de ses pieds sur le seuil de la maison ingrate ; ce n'est pas à lui de poursuivre une réparation.

Un médecin a encore le droit d'exiger l'obéissance de son malade et de ceux qui l'entourent. Si l'on n'exécute pas fidèlement ses prescriptions, il a le droit de se retirer immédiatement et de décliner la responsabilité du traitement dont il n'a plus l'absolue direction.

Un chœur effrayant de lamentations s'élève de tous les points de la France. Les membres de la profession médicale se plaignent d'entraves, de déconsidération, d'ingratitude du public. On demande où est la liberté d'enseignement pour la médecine, quelle est la place de la médecine dans les corps savants. On semble craindre que l'État ne s'arroge la direction de l'exercice médical. On réclame contre la brutalité de certaines réquisitions administratives. On se plaint du discrédit de la profession, de son anarchie, de son indigence : le mal, à certains égards, en est venu au point que certains médecins, qui n'ont jamais vu dans leur art qu'un métier, s'estimeraient heureux (et ils le disent tout haut) que la législature le classât tout à fait parmi les industries.

Quelle est la cause de ce malaise universel, de cette servitude, de cette déconsidération malheureusement trop certaine? Du jour où la médecine, renonçant à ses traditions, s'est mise franchement à la remorque de la philosophie moderne, de ce jour date sa décadence; dès ce jour ses droits furent compromis. D'orgueilleux ignorants, d'intrigants sophistes, se donnant le titre de philosophes et de réformateurs, se chargèrent d'ensevelir les priviléges de la médecine avec l'ancienne Faculté de Paris. Restée fidèle à la foi chrétienne, longtemps après l'apostasie des autres sciences, ce fut ainsi que la médecine perdit son antique indépendance. Cet art, cette science que l'on prétendait refaire à nouveau, furent considérés par le public comme un art, comme une science à son début, de beaucoup inférieure aux sciences qui trônaient à l'Institut, comme une industrie, exploitée d'abord par un matérialisme grossier, déshonorée ensuite par l'égoïsme des charlatans et des sceptiques. C'est donc aux médecins eux-mêmes que revient la triste responsabilité de cette dégradation. C'est l'ambition et la perversité des uns, l'indifférence, la cupidité et la servilité des autres, l'incrédulité de presque tous, qui ont engagé la médecine sur une pente où elle risque de ne plus s'arrêter, qui lui ont infligé des hontes dont toute son activité scientifique ne réussit pas à la purifier.

Au temps qui précéda cette déplorable révolution, la médecine jouissait, sous la tutelle de l'Église, de la plénitude de ses droits. Son origine religieuse était reconnue et consacrée : Hippocrate était l'écho de la théologie naturelle; l'art médical partout était sorti des temples; les parabolains, ces foudateurs des écoles chrétiennes, avaient comme surgi des catacombes. L'Église prit sous sa protection la médecine. Elle la plaça immédiatement après la théologie, audessus de toutes les autres sciences, conformément à ces paroles de l'Ecclésiaste : « Le médecin marchera à la tête de tous les savants. » Et chaque jour cette suprématie de la médecine était constatée et maintenue par la présence des médecins au sommet de toutes les sciences. La médecine était la fille aînée de la théologie dans son origine, dans son histoire, dans sa fidélité enfin ; témoin la glorieuse lutte que soutint pour la foi la Faculté de Paris jusqu'à sa destruction violente. D'ailleurs, le joug de l'Église était léger, et jamais opinion médicale ne fut même l'objet d'une censure. La science vivait sous le bénéfice de cette devise libérale :

In necessariis unitas,
In dubiis libertas,
In omnibus caritas.

Qu'avons-nous gagné à échanger cette alliance de la médecine avec la théologie contre l'alliance avec la philosophie moderne?

Jamais l'Église n'était intervenue dans les questions purement scientifiques, si ce n'est pour condamner ceux qui, comme Galilée, voulaient imposer comme un dogme et les faire sanctionner par l'Église des vérités de l'ordre naturel. Un mot plein de séduction, celui de *liberté*, servit d'appel à l'insurrection contre l'autorité la plus tolérante et la plus paternelle. Ce fut pour tomber sous le joug arbitraire et capricieux de l'*infaillibilité* de l'opinion dominante. La vieille maxime citée plus haut fut retournée. On fit dès lors bon marché des vérités essentielles de la foi religieuse : *In necessariis libertas.* Mais une triste compensation nous impose dans les choses d'opinion une soumission absolue, une foi aveugle pour toutes les conceptions individuelles, pour toutes les folies avec la sanction de l'intolérance la plus impitoyable : *In dubiis unitas et fides*. C'est ainsi que la devise de saint Augustin a été retournée par l'incrédulité avec une ironie amère.

Il importait de faire toucher du doigt ces tristes conséquences pour remettre tout à sa place et pour rendre à la médecine son rang, ses droits, ses priviléges.

FIN

228. — PARIS. — IMPRIMERIE POUPART-DAVYL ET Cie, RUE DU BAC, 30.

www.ingramcontent.com/pod-product-compliance
Ingram Content Group UK Ltd.
Pitfield, Milton Keynes, MK11 3LW, UK
UKHW020323230726
13925UKWH00002B/585

9 782016 196106